치매 예방을 위한

# 두뇌성형

치매 예방을 위한

# 두뇌성형

권준우 지음
배상우 감수

푸른향기

## 환자뿐만 아니라 가족까지 파먹는 병, 치매

"약을 잘 드시고 관리를 하셔야 앞으로 뇌졸중이 오지 않을 겁니다."

"나야 뭐 나이도 들었으니께 뇌졸중 걸리면 걍 죽으면 되지, 허허허."

고혈압이나 당뇨를 앓는 노인 환자께 뇌졸중의 위험도에 대해 이야기하면 심각하지 않게 받아들이는 분이 많다. 관리를 하고 약을 잘 드셔야 하는데 설득하는 것이 쉽지 않다. 이럴 때면 살짝 돌려 말한다.

"그리고 치매도 올 수 있어요. 뇌세포가 파괴되면 인지능력이 떨어지거든요."

"그려? 큰일이네. 치매는 걸리면 안 되는디….."

우리나라 사람들은 뇌졸중보다도 치매를 더 두려워한다. 이상행동을 하는 치매에 대한 부정적인 인식도 있지만, 남에게 폐를 끼치지 않으려는 심리 탓이기도 하다. 치매에 걸리면 혼자 독립적으로 생활하는 것이 힘들어지고, 결국 가족이나 남의 도움을 받아야 한다. 그렇게 남을 불편하게 하며 살기 싫은 것이다.

치매환자가 생기면 가족들의 걱정 또한 크다. 어떻게 간병할 것인지 막막하다. 치료에 들어가는 비용과 요양병원 입원비 등도 만만치 않다. 혹시 자신도 나중에 치매에 걸리지는 않을지 불안하다.

치매를 미리 막을 수 있느냐고 묻는 이가 많지만 선뜻 대답하기 어렵다. 치매의 원인은 매우 광범위하고, 효과가 있다고 밝혀진 예방법들이 있지만 한두 마디로 설명하기 어렵다. 진료실에서의 짧은 면담시간 동안 그 많은 내용을 오롯이 전달할 수 있을 리 만무하다.

15년간 치매노인병원에서 환자와 함께 시간을 보냈다. 외래에서 수많은 치매환자를 진료했으며, 새로 치매 진단을 받은 이가 점점 증상이 악화돼 입원을 하고 간병을 받다가 결국 세상을 떠나는 과정을 함께 했다. 때로는 나 자신이 우울증에 빠지기도 했다. 아무리 노력해도 치매라는 거대한 병을 이겨내는 것은 불가능해보였다. 하지만 몇 해가 지나자 생각이 달라졌다. 어떻게 하면 최대한 인지저하를 막을 수 있는지 고민하게 되었고, 환자들의 엉뚱한 행동을 이해하려 노력했다. 환자의 상태가 악화될 때마다 화를 내던 보호자도 있었고, 반대로 상태가 변하지 않고 꾸준히 지속된다고(나빠지지 않는다고) 나에게 짜증을 내던 보호자도 있었다. 처음에는 그들의 심리를 받아들이지 못했다. 나중에야, 치매란 환자 혼자만의 질병이 아니라 가족 구성원을 파먹는 병이라는 것을 깨달았다. 치매 치료는 환자뿐만 아니라 가족의 마음까지 헤아려야 한다는 것을 알게 되는 데 오랜 시간이 걸렸다.

치매에 대항할 수 있는 가장 확실한 방법은 예방과 준비뿐이다. 이

책은 치매환자와 가족이 어떻게 하면 건강한 뇌를 지킬 수 있는가에 대해 알려주는 길잡이다. 왜 40대 이전부터 두뇌를 관리해야 하는지, 어떤 음식을 먹고 어떤 취미를 가져야 뇌의 노화를 막을 수 있는지에 대해 설명해 놓았다. 이미 지나간 후에는 돌이킬 수 없다. 폭풍이 오고 파도가 치기 전에 벽을 든든히 쌓아두어야 한다.

나이가 들어 신경세포가 노화되고 치매에 걸리는 건 어쩔 수 없는 일이라고도 하지만, 환자를 진료하다보면 70대임에도 불구하고 건강하고 또렷한 정신을 가지고 있는 이가 있는가 하면 벌써 기억력이 소진하여 남의 도움 없이 지내지 못하는 사람도 있다. 이러한 차이는 어디에서 오는 걸까. 형제라 해도 모두 치매가 오는 것은 아니니 유전자 탓만 할 수는 없다. 분명 외부적인 요인이 있다. 본격적인 노화가 시작되는 40대부터 미리미리 뇌의 노화를 막아야만 하는 이유가 여기에 있다.

진료실에서 다 하지 못한 이야기들을 펼치다보니 피치 못하게 의학 용어들을 사용할 수밖에 없었다. 되도록 일반인이 이해하기 쉽도록 풀어쓰려 했는데, 읽기에 어떠실지 모르겠다. 모쪼록 이 책이 치매환자와 그 가족들, 치매를 예방하고 싶은 이들에게 도움이 되었으면 하는 바람이다.

# I CONTENTS

**PART. 6**

관리만
잘 해도
뇌는
건강해진다

**부록**

치매환자
가족을
위한
TIP

에필로그

# PART. 1

# 뇌건강 관리는
# 40대부터

## 지영 씨 어머니의 이야기

치매에 대한 본격적인 이야기를 하기 전에, 지영 씨와 그녀의 어머니를 소개하고 싶다. 40대 중년의 딸 지영 씨가 70대 초반의 어머니와 함께 진료실에 들어왔다. 어머니는 불만에 가득 차 있었다. 본인은 멀쩡한데 왜 이런 데를 데려와서 돈을 쓰느냐고 딸에게 짜증을 부렸다. 지영 씨는 어머니의 눈치를 보며 조심스럽게 입을 열었다.

"요즘 엄마가 이상한 행동을 해서요."

"아니, 내가 뭐가 이상하다고 그래?"

어머니는 벌떡 일어서 나가려 했다. 딸이 말리자 못마땅한 표정으로 몸을 모로 돌린 채 우리의 대화를 들었다. 어떤 점이 이상한지를 물었다.

"요즘 들어서 자주 깜박거리세요. 약속도 자꾸 잊어버리시고, 전화 받았던 것도 잘 기억 못하시고요."

"나이 들면 원래 다 그려."

어머니는 퉁명스럽게 내뱉었다. 어머니 눈치를 보느라 이야기를 제대로 못하는 것 같아 어머니를 내보내고 지영 씨와 면담을 시작했다. 그녀는 어머니의 증상을 술술 털어놨다. 요즘 들어 물건을 엉뚱한 곳에 놓는 일이 늘었고, 원래 성격이 온화했는데 신경질을 많이 낸다 했다. 이웃과도 잘 지냈는데 요즘 말다툼을 몇 번 해서 사이가 썩 안 좋아지기도 했다. 물어봤던 것을 또 물어보는 일도 잦았다. 고혈압 약을 드시기는 하지만 다른 만성질환은 없었다. 이야기를 찬찬히 듣고 난 후 나는 정밀검사를 받아보도록 권했다.

"정상적인 노화과정에서도 기억력 저하는 일어날 수 있습니다. 하지만 그러한 경우 대부분 일상생활에 지장이 없습니다. 깜박거리는 것이 심해져서 가족 간에 불화가 생기거나, 이웃과의 다툼이 있다면 검사를 통해서 정확한 진단을 알아보는 것이 좋을 것 같네요."

지영 씨 또한 치매 검사를 염두에 두고 병원에 방문한 상태였다. 어머니를 달래 검사를 받도록 했다. 걱정이 가득한 얼굴로 진료실을 나서는 그녀를 보니 마음이 좋지 않았다. 치매환자를 많이 진료해본 경험에 의하면, 그녀의 어머니는 이미 치매환자일 가능성이 높기 때문이었다.

지영 씨 모녀가 두 번째로 외래를 방문한 날, 검사결과를 살펴보니 역시 알츠하이머 치매였다. 아직은 이상행동이 심하지 않아 인지저하에 대한 약만 쓰면서 경과를 보기로 했다. 초기에는 도네페질 성분의 약을 드렸는데, 시간이 흐르면서 점점 인지가 떨어졌다. 신경질을 내거나 화를 내는 일도 종종 있었다. 도네페질의 용량을 늘린 후 메만틴 성분을 추가했다. 이상행동 조절을 위해 신경이완제를 처방했다. 지영 씨는 돈이 더 들어도 좋으니 치매에 좋은 약을 처방해달라고 했으나, 안타깝게도 치매에 쓸 수 있는 약은 제한적이었다.

시간이 흐를수록 지영 씨 어머니의 증상은 다양해졌다. 짜증이 점점 늘어났다. 별 것 아닌 일에도 화를 내고, 툭하면 사람들에게 트집을 잡고 욕을 해댔다. 누군가가 자신의 돈을 훔쳐갔다고 의심했고, 옆집에서 삽을 훔쳐갔다고 따지러가거나 경찰에 신고하기도 했다. 옆집 사람들은 황당해했다. 사과를 하고 사태 수습을 하는 것은 지영 씨의 몫이었다.

냉장고에 엉뚱한 물건을 넣어두는 일도 흔했고, 가스레인지를 켜놓고 까먹어서 집에 불이 날 뻔한 일도 몇 번 있었다. 새벽에 잠을 안 자고 일어나 부스럭부스럭 짐을 싸고, 새벽같이 지영 씨를 깨워 어딘가에 가야 한다고 하기도 했다. 그럴 때마다 설명하고 이해시키려 했지만 어머니는 전혀 받아들이지 않았다.

급기야 말도 없이 밖에 나가서 행방불명이 되었다. 지영 씨는 경찰에 신고를 했고, 이틀 만에 경찰은 야산에 웅크려 숨어있는 어머니를 찾아냈다. 길을 잃고 헤매다가 산속까지 들어온 모양인데, 어머니의 기억력이 좋지 않기에 정확한 정황은 알 수 없었다.

외래에 찾아온 지영 씨는 지친 기색이 역력했다. 치매 진단을 받은 지 몇 년 되지도 않았는데, 이렇게까지 증상이 나빠질 수 있냐며 인상을 찌푸렸다. 의료진에 대한 불신도 생겨났다. 치매의 경과는 개개인마다 다를 수 있고 치매 약을 쓴다고 해서 증상을 모두 호전시킬 수는 없음을 설명하였으나 표정은 풀어지지 않았다. 머리로는 이해해도 가슴으로는 이해할 수 없었던 것이다.

노인장기요양보험 혜택으로 방문요양 서비스를 받기는 했지만 하루 몇 시간의 도움으로는 안전을 보장할 수 없었다. 또다시 길을 잃었다가는 위험에 빠질 수 있기 때문에 요양병원으로 입원하시는 게 어떻겠느냐고 권했다. 오랜 간병으로 지친 것도 있지만, 최근 밖에 나갔다가 길을 잃어 실종되었다 발견된 이후로 지영 씨의 정신적 충격이 큰 것 같았다. 지영 씨 또한 개인적인 용무가 있어 24시간 감시를 할 수도 없으니 사고가 발생하는 것은 어쩔 수 없는 일이었다. 아예 사고가 나지 않도록 격리를 하는 것이 필요했다. 어머니는 완강하게 거부했지만 어쩔 수 없었다.

입원 후에도 어머니는 수시로 밖에 나가려고 시도했고, 사사건건 간병인에게 시비를 걸고 욕을 해댔다. 맘에 들지 않는 일이 있으면 손찌검을 하기 일쑤였고, 간호사나 간병인이 따귀를 맞는 일도 있었다. 안정제를 증량하면 까라져서 기운이 없이 늘어졌고, 감량하면 여지없이 화를 냈다. 낮밤이 바뀌어 밤에 소리를 질러 옆 환자의 수면을 방해했고, 헛것을 보기도 했다. 약을 늘리는 것이 능사는 아니라 어쩔 수 없이 증상이 심할 때는 간혹 억제대로 손목을 묶기도 했는데, 발버둥을 치다가 손목이 쓸려 상처가 나기도 했다. 지영 씨는 손목 억제대를 쓰지 말아달라고 했지만, 증상을 안정시키기 위해 약물을 높이다보면 신체 기능이 떨어져 흡입에 의한 폐렴이 생기거나 욕창이 생길 수도 있었다.

요양병원 입원 후 지영 씨는 병원비를 많이 부담스러워했다. 특히 폐렴에 걸려 항생제를 사용하면 병원비가 많이 나왔다. 한두 달이야

치매 예방을 위한 두뇌성형

버틸 수 있었겠지만 몇년간 병원비를 마련하는 것이 부담스러웠을 것이다.

"요양원으로 모셔야겠어요."

지영 씨의 말에 나는 고개를 끄덕였다. 경제적으로 어려운 상황이었기에 부담이 적은 요양원으로 옮길 수밖에 없었다.

요양원에 입소한 후 지영 씨는 나에게 약을 타러 오지 않았다. 아마도 요양원과 협약관계가 있는 병원에서 약을 타는 것 같았다. 그렇게 지영 씨와 어머니를 잊을 때 즈음, 다른 사람을 통해 그녀의 어머니가 폐렴으로 돌아가셨다는 소식을 들었다.

사실, 지영 씨와 어머니는 가상의 인물이다. 하지만 그와 동시에 실제로 존재한 사람이기도 하다. 내가 노인전문병원 신경과 과장으로서 15년간 치매를 진료하는 동안 만났던 수많은 환자와 보호자들의 이야기다.

오랜 기간 치매환자를 진료하며 그들의 증상이 악화되고 결국 합병증으로 세상을 떠나게 되는 과정을 지켜본 바로는, 치매란 참 이질적인 질환이었다. 사람은 병에 걸리면 스스로 고통스러워하고 힘들어한다. 하지만 치매는 환자보다 보호자가 더 힘들어하는 질환이다. 치매환자의 아들, 딸, 며느리는 외래에서 나에게 푸념을 늘어놓았다. 어머니가 사고를 쳐서 너무 힘들다 하였고, 왜 그렇게 화를 내시는지 모르겠으며, 자꾸 자신을 의심하는데 속이 터질 것 같다고 했다.

그리고 항상 불안해했다. 자신도 어머니처럼 치매에 걸리지 않을까 하는 두려움 때문이었다. 치매 예방에 도움이 된다는 약들을 챙겨먹기

는 하는데, 이렇게만 해서 예방이 가능할지 모르겠다고 한숨을 내쉬곤
했다.

치매환자를 간병하며 불안해하는, 세상의 수많은 지영 씨들을 위해
이 책을 쓰게 되었다. 마음은 앞서지만 방법을 모르는 초기 치매환자
와 보호자들이 궁금해 하는, 어떻게 하면 치매를 예방하고 악화를 지
연시킬 수 있는지에 대한 이야기를 이제 시작해보려 한다.

치매 예방을 위한 두뇌성형

## 요즘 깜박거리세요?

요즘 들어 기억력7이 떨어진다며 진료를 받으러 오시는 분들이 많다. 대부분 60대 이상이지만 간혹 50대나 40대도 있다. 실제로 기억력이나 인지능력이 떨어진 분도 있고, 증상이 심하지 않은데 걱정이 되어 온 분도 많다.

"어머니가 이른 나이부터 치매에 걸리셨거든요. 저도 요즘 좀 깜박거리는 거 같아서요."

"동네 아는 아주머니가 이번에 치매 진단을 받았더라고. 나도 걱정돼서 왔지."

"난 괜찮은데 친구들이 자꾸 내가 깜박거린다고 해서 와봤어요."

약속시간을 깜박하거나 두었던 물건을 찾지 못해 우왕좌왕하는 것을 건망증이라고 부른다. 건망증은 기억장애가 없는 사람에게서도 보이는 증상이기에 약속을 깜박했다고 해서 치료가 필요하지는 않다. 과로나 스트레스, 수면부족 상태에서 흔히 나타나는 증상이다.

하지만 일부에서는 이러한 건망증이 치매로 이어지기도 한다. 경도인지장애라 부르는, 초기 인지장애가 바로 그것이다. 일상생활에 큰 문제는 없는데 기억력이나 인지가 떨어진 사람들을 조사한 결과, 매년 열 명에 한 명은 치매가 된다고 한다.

문제는 이러한 인지저하가 언제 시작되었는지 모른다는 것이다. 가랑비에 옷 젖는 것처럼 천천히 진행되기 때문에 뭔가 이상하다는 것을 느낄 때면 이미 치매가 많이 진행된 경우가 대부분이다.

"사람들이 저보고 깜박거린대요."

나는 이 말이 참 무섭다. 환자의 증상을 주변 사람이 느낄 때쯤이면 이미 인지저하가 진행된 경우가 많기 때문이다. 인지저하는 되돌리기 어렵다. 무조건 미리미리 준비하고 예방하는 수밖에 없다. 건망증이나 경도인지장애 상태의 환자들에게 좀 더 철저한 관리를 하시라고 말씀 드리는 이유가 바로 이것이다.

치매 예방을 위한 두뇌성형

## 의사가 치매 예방법을 속 시원히 말하지 못하는 이유

"그럼 어떻게 해야 기억력이 나빠지는 걸 막을 수 있나요?"

이런 질문을 받을 때마다 나는 꿀 먹은 벙어리가 된다. 도대체 어디부터 이야기를 해야 할지 막막하기 때문이다. 일반적으로 이런 질문은 병적으로 기억력이 떨어지는 '치매'를 예방하는 방법에 대한 것이다. 그런데 이 '치매'라는 것이 참 모호하다. 치매란 '뇌기능의 기질적 손상 결과 지적 능력이 감퇴하거나 소실되어 사회적 또는 직업적 기능 장애를 가져오는 질환'이라고 정의할 수 있는데, 한 가지 첨언할 것이 있다. 바로 '치매'는 그 자체로 진단명이 아니라 이러한 증상들을 만족시키는 다양한 질환이 모인 증후군이라는 것이다. 즉, 한 가지 병이 아니다.

가장 대표적인 치매인 알츠하이머 치매가 있고, 그 외에도 혈관성 치매, 레비소체 치매, 진행핵상마비, 수두증, 알코올 치매 등 수많은 질환이 치매를 일으킬 수 있다. 치매를 예방하는 방법에 대해 이야기하자면 이 무수한 질환에 대한 이야기를 다 해야 할 텐데, 현실적으로 어렵다.

결국 가장 흔한 치매인 알츠하이머 치매와 혈관성 치매를 예방하는 방법에 대해 이야기를 하는 수밖에 없는데, 그조차도 너무 광범위하다. 짧은 외래시간 내에 설명하기 위해 내용을 압축해 떠듬떠듬 "혈압약 당뇨약을 잘 드시고 사회생활을 열심히 하시고 기름기 있는 음식을 피하시고 술 담배 하지 마시고…." 이렇게 말하다 보면 이미 환자와 보호자의 얼굴에는 실망만 가득하다. 너무나 뻔한 이야기이기 때문이다. 앞뒤 다 잘라먹고 말하니 공감이 가지 않는 것도 이해가 된다.

치매 예방에 효과가 있다고 알려진 방법들도 아직까지 논란의 여지가 있다. 또한 아직 밝혀지지 않은 예방법이 많을 것이다. 치매는 매우 다양한 증상을 보이기 때문에 연구를 하기도 어렵고 결과를 해석하는 것도 쉽지 않다. 아직도 우리는 치매에 대해 모르는 것이 많다.

결국 알면 아는 대로, 모르면 모르는 대로 속 시원히 이야기를 해주기 어려운 것이다. 의사도 답답하고 환자도 답답하다.

## 왜 기억력 저하를 막기 어려울까?

20대 건강한 사람의 뇌 MRI를 보면 두개골 안에 뇌가 꽉 차 있다. 하지만 70대 알츠하이머 치매환자는 뇌가 쪼글쪼글하다. 뇌실이 늘어나 있고 뇌이랑 사이의 간격은 넓다. 뇌세포가 손상되면서 위축이 발생한 탓이다. 그렇다면 뇌세포의 손상은 언제부터 발생했을까? 아마 뇌가 노화되기 시작하는 40대 즈음부터 조금씩 발생했을 것이다. 그보다 더 젊을 때부터 시작된다는 이야기도 있다. 즉, 알츠하이머 치매환자의 뇌는 수십 년에 걸쳐 조금씩 손상되어온 것이다. 그리고 앞으로도 계속 뇌세포의 파괴가 이어질 것이다.

치매환자의 치료과정은 비관적이며 느리다. 대부분은 수년 혹은 십 수 년, 길게는 수십 년에 걸쳐 천천히 진행한다. 가끔 증상이 좋아질 때도 있지만, 전체적인 인지능력의 곡선은 우하향이다. 증상이 좋아져야 치료하는 기분이 날 텐데, 매일 나빠지기만 하니 지칠 뿐이다.

기억력 저하의 예방법도 마찬가지다. 기억력 관리는 일반적으로 '나빠지지 않게 하는 것'이다. 뭔가 열심히 해서 증상이 좋아지면 그 기분에 더 힘을 내련만, 뭔가 가시적인 효과를 느끼기 힘드니 쉽게 지치고 재미를 잃게 된다. 증상이 명확하지 않으니 관리를 소홀히 하게 되고, 막상 인지저하가 나타나고 난 후에야 후회를 한다. 하지만 이미 후회해도 돌이킬 수 없다.

뒤집어 말하자면, 지금 기억력 저하를 느끼지 못한다 해도 미리미리 관리해야 하는 이유가 여기에 있다. 고혈압을 예로 들어보자. 고혈압 환자는 대부분 특별한 증상을 느끼지 못한다. 하지만 의사들이 고혈압의 관리를 강조하는 것은 미리미리 관리를 해야 훗날 발생할 수 있는 치명적인 합병증을 막을 수 있기 때문이다. 기억력도 마찬가지다. 지금 당장 증상이 심하지 않더라도 건망증이 심하거나, 가족 중 치매환자가 있다면 증상이 나타나기 전에 철저하게 관리해야 한다. 늦으면 돌이킬 수 없다. 뇌세포의 손상은 매우 천천히, 점진적으로 일어난다. 뇌의 노화가 진행되는 40대부터 꾸준히 관리해야만 한다.

## 제가 치매에 걸릴 거라고요?

영화 「스틸 앨리스 Still Alice」에는 조기 발병 알츠하이머병에 걸리게 된 앨리스가 치매가 악화됐을 경우를 대비해 수면제를 준비하는 장면이 나온다. 치매에 걸려 모든 걸 잊어버리느니 차라리 죽는 게 낫다는 의미다. 알츠하이머 치매 진단을 받은 사람이 느낄 수 있는 절망과 상실감이 오롯이 전달된다. 또한 그녀의 아이들도 유전자 검사를 받는데, 자신에게 치매 유전자가 있음을 확인한 딸이 매우 우울해하는 장면이 나온다.

과학이 발전하면서 의료기기 및 진단기구들도 획기적인 변화를 이루었다. 치매의 진단 및 치료도 점진적인 발전을 이루고 있는데, 최근에는 DNA 검사를 통한 유전요인의 선별검사가 시도되고 있다. 또한 아밀로이드 양전자 단층촬영(PET; positron emission tomography)이 개발되어 치매의 진단에 도움을 주고 있다. 알츠하이머 치매 환자의 뇌에는 베타아밀로이드라는 물질이 쌓이게 되는데, 양전자 단층촬영을 통해 뇌에 쌓인 베타아밀로이드의 양을 확인해 치매 여부를 확인할 수 있다. 증상이 나타나지 않은 치매환자를 미리 선별할 수 있다는 장점이 있다.

치매에 걸릴 것인지를 미리 알 수 있다면 참 좋을 법도 한데, 어쩐지 고개를 갸웃하게 된다. 검사 비용이 고가이며 치매환자가 아닌 정상적인 노화 과정에서도 아밀로이드 침착이 보일 수 있다는 점도 문제지만, 과연 그러한 검사가 환자에게 얼마나 도움이 될지 의문이기 때문이다.

"당신은 60대가 되면 치매에 걸릴 것입니다."

이른바 인지능력의 시한부 선고다. 여러분이 이런 시한부 선고를 받는다면 어떤 느낌이 들까? 나라면 절망에 빠질 것 같다. 어떻게 해도 치매에 걸린다면 60세 이전에 내 삶을 정리하고 싶을지도 모른다. 만약 치매에 안 걸린다는 결과가 나오면 어떨까? 어떻게 살아도 치매에 안 걸릴 테니 대충 살 것이다. 그러다보면 안 걸릴 치매도 걸리게 되지 않을까?

아밀로이드 PET든 DNA 검사든, 미래에 치매가 걸릴 것이라는 것을 알게 되면 공포와 절망에 빠진다. 물론 열심히 노력해서 치매를 막아보려는 노력도 하겠지만, 치매는 아무리 노력해도 100% 막을 수 없다는 것을 알기에 스트레스를 많이 받을 것이다.

일부 유전성 조기 발병 알츠하이머 치매를 제외하면, 다행히(?) 아직까지 치매에 걸릴지 안 걸릴지 100% 확실하게 예측할 수 있는 검사법은 없다. 알츠하이머 치매의 유전적 소인이 있다 하더라도 최근의 연구결과에 따르면 유전요인 외에도 생활습관 등 외부요인의 영향이 큰 것으로 알려져 있다. 참 다행스러운 일이다. 치매의 가족력이 있다 해도, 검사에서 치매의 위험성이 높게 나왔다 해도 절망하지 않고 노년을 준비해야 한다. 미래는 아무도 모르는 일이다.

## 그래서, 어떻게 하면 치매를 막을 수 있나요?

'Out of sight, Out of mind(보이지 않으면 마음도 멀어진다).'

사람은 명확한 기준이 되는 숫자를 좋아한다. 고혈압이나 당뇨처럼 혈압이 130/80 이하가 되어야 한다든가, 식후 2시간 혈당이 200이 넘으면 관리가 안 되고 있다는 등 숫자로 설명을 하면 쉽게 이해가 된다. 그리고 관리 목표를 세우기도 좋다. 당장 눈앞에 보이는 숫자가 있으니 자극도 되고 의지가 생긴다.

하지만 치매는 숫자로 보여줄 수 없다. 물론 간이정신상태검사(MMSE)나 서울신경심리검사(SNSB), CERAD-K처럼 인지상태를 확인할 수 있는 척도가 있기는 하지만 증상이 생기기 전까지는 점수 상 이상소견이 보이지 않으니 알 방법이 없다. 고혈압이나 당뇨처럼 합병증을 일으키기 전에 숫자로 상태를 알 수 있다면 좋으련만, 치매나 기억력은 숫자로 미리 판단할 수 없다. 보이지 않는 적과의 싸움이다.

보이지 않는 적과 싸우는 것만큼 답답하고 지루한 일이 어디 있을까. 그래서 치매와의 싸움은 쉽지 않다. 하지만, 멍하게 당하고 있을 수만도 없다. 어떻게든 막아야 한다. 도대체 어떻게 막아야 할까.

노화가 가속화되는 60대부터 기억력에 대한 관심이 커지지만 제대로 예방을 하는 사람은 드물다. 방법을 모르기 때문이다. '~카더라' 식의 정보는 많지만 이게 맞는 말인지 아닌지 확인이 힘들다.

또한 알츠하이머 치매나 혈관성 치매 등 다양한 치매의 원인에 대한 예방이 필요한데, 의료인이 아닌 이상 이해하기가 쉽지 않다. 예방법이란 단순명료해야 따라 하기 쉬운데, 챙겨야 할 것이 너무 많으니 엄

두가 나지 않는다.

　이제부터 치매를 막을 수 있는 방법을 알려드리고자 하니 마음에 꼭 담아두어 치매로부터 해방되시길 바란다. 현재까지 여러 의학자와 연구자에 의해 밝혀진 내용을 중심으로 하여 최대한 실생활에서 쉽게 적용할 수 있는 방법을 제시하고자 한다. 뇌건강을 지키는 3요소부터 살펴보자.

치매 예방을 위한 두뇌성형

# 뇌건강을 지키는 3요소

김미숙(가명) 씨의 이야기를 해볼까 한다. 40대 후반 여성인 그녀가 외래로 찾아왔다. 치매 검사를 받아보고 싶다고 했다. 40대에 치매가 생기는 경우는 극히 드물기 때문에 왜 검사를 원하시느냐고 물었다.

"제가 어릴 때 할아버지가 치매로 돌아가셨어요. 그때는 너무 어려서 그게 치매인지 잘 몰랐는데, 엉뚱한 이야기를 하고 길을 잃어버리시곤 했던 걸 보면 치매가 맞는 것 같아요. 그런데 얼마 전 아버지가 치매 진단을 받으셨어요. 아무래도 집안 내력인 것 같아서 미리 검사를 받아보려고요."

"요즘 들어 기억력이 떨어지거나 일상생활에 불편한 점이 생겼나요?"

"그렇진 않아요. 아직은 괜찮은데 걱정이 돼서요."

가장 접근하기 힘든 환자 유형이다. 증상이 없기에 인지검사를 하는 것이 큰 의미가 없고, 인지검사를 한들 대부분 정상 범위다. 그렇다고 "검사결과가 정상이니 걱정하지 마십시오."라고 말할 수도 없다. 가족이 치매에 걸렸다는 것은 분명 위험요소가 있는 것이다. 그것이 유전적인 문제이든, 생활 습관이든 환경이든 뭔가 김미숙 씨의 가족을 기억력 저하로 몰고 간 범인이 있을 것이다. 그 범인이 지금 보이지 않는다 해서 안전하다고 할 수 있을까. 내 생각은 그렇지 않다.

그렇다고 치매에 걸리지도 않은 사람에게 치매 약을 줄 수도 없다. 지금 상태에는 도네페질 같은 콜린에스테라제 억제제를 사용하는 것이 도움이 되지 않는다. 결국 비약물적인 예방요법을 해야 하는데, 간단하게 설명하기 쉽지 않다. 기억력 저하를 막는 방법에 대해서는 말도 많고 탈도 많다. 게다가 아직 정립되거나 확정된 부분도 많지 않고, 연구는 여전히 현재진행형이다. 어제는 효과가 있다고 알려져 있던 방법이 오늘은 효과가 없다고 발표되기도 한다.

그래서 조심스러운 부분이 있기는 하지만, 현재까지 알려진 정보를 토대로, 나는 뇌건강과 기억력을 지키는 3요소를 인지예비능, 기저질환 관리, 생활습관 교정이라고 말하고 싶다. 이 3요소를 잘 관리해야 기억력이 떨어지는 것을 막을 수 있다.

# 체질은 바꿀 수 있다

환자들은 '체질'이라는 말을 많이 쓴다. 그런데 그 의미가 참 모호하다.

"저는 약만 먹으면 속이 쓰린 체질이에요."
"저는 체질상 스트레스를 받으면 속이 울렁거리더라고요."
"저희 집안이 고혈압 체질이라서요."

의학에서는 '체질'이라는 말을 잘 사용하지 않는다. 사전상 의미인 '태어날 때부터 지니고 있는 생리적 성질이나 건강상의 특징'을 토대로 생각해보건대, 유전자적 소인이 있다는 의미를 내포한다고 볼 수 있겠다. 기억력을 대상으로 하자면, '치매에 잘 걸리는 체질'이라는 것은 베타아밀로이드 침착을 유발하는 유전자 혹은 아포지질단백질 E 유전자 등이 있다는 의미일 것이다. 실제로 알츠하이머 치매환자의 가족력을 조사해보면, 네 명 중 한 명은 알츠하이머 치매 가족이 있다고 한다.

하지만 일부 상염색체 우성유전을 하는 가족형 치매를 제외하면, 가족 중 치매환자가 있다 하여 모두 치매에 걸리는 것은 아니다. 치매에 걸릴 가능성이 있을지언정 100% 걸리는 것은 아니니, 관리만 잘 하면 인지저하 없는 노년을 보낼 수 있다. 그중 가장 첫 번째는 인지예비능이다.

인지예비능이란, 뇌의 네트워크를 강화해 노화에 대비하는 것이다. 뇌의 신경세포는 시냅스라고 하는 연결고리를 통해 서로 이어져있다.

지속적으로 새로운 경험을 하고 정보를 얻게 되면 신경세포 간의 연결고리가 튼튼해지면서 인지의 양이 풍부해진다. 복잡하고 견고하게 형성된 신경세포 간의 네트워크는 쉽게 무너지지 않는다. 교육을 많이 받은 사람은 치매에 걸릴 확률이 낮다는 연구가 쏟아져 나오고 있다. 공부는 젊을 때만 하는 것이 아니다. 항상 새로운 것을 학습하고 도전해나가면 우리의 뇌는 점점 새로워진다. 나는 이러한 인지예비능을 늘리는 것이야말로 흔히 말하는 '체질'을 변화시키는 가장 명확하고 손쉬운 방법이라 생각한다. 인지예비능에 대해서는 다음 장에서 자세히 설명할 예정이다.

## 위험요소를 없애는 것이 우선이다

뇌건강을 지키는 두 번째 요소는 기저질환 관리다. 치매에는 여러 가지 종류가 있다. 알츠하이머 치매가 가장 흔하지만 혈관성 치매도 적지 않다. 혈관성 치매란 뇌혈관이 막히거나 터지는 등의 뇌졸중이 반복되면서 나타나는 치매다.

혈관성 치매의 예방은 뇌졸중의 예방과 크게 다르지 않다. 그렇기에 뇌졸중을 유발할 수 있는 질환들을 관리하는 것이 치매의 예방이나 마찬가지다. 고혈압, 당뇨, 고지혈증, 부정맥, 심장질환, 흡연, 고호모시스테인혈증 등이 대표적이다.

이러한 기저질환들은 혈관 벽을 좁게 만들거나 혈전을 형성해 뇌졸중을 일으킨다. 기저질환 관리 없이는 혈관성 치매의 예방도 없다.

'밑 빠진 독에 물 붓기'라는 말이 있다. 아무리 인지예비능을 쌓고 기억력에 좋다는 음식을 먹어도, 정작 위험요소를 제거하지 않으면 소용이 없다. 기저질환의 관리는 치매 예방에 있어 아주 기본적이다. 너무나 기본적이기에 치매를 걱정하는 분께 "고혈압 약을 잘 드시고 혈당관리를 잘 하시고…."라는 이야기를 하면 왜 그렇게 뻔한 이야기를 하느냐고 핀잔을 주신다. 너무나 뻔한 것이기에 잘 관리해야 하는 것이다. 뭔가 특별한 방법이 있지 않을까 궁금해 하시는 분들이 많지만, 역시 제일 중요한 것은 가장 기초적인 것들이다. 뇌건강을 좋게 만드는 방법을 찾기 전에 뇌에 악영향을 미치는 것들을 먼저 제거해야 한다. 아주 당연한 것이지만 쉽게 놓치기 쉬운 것들이다. 기본에 충실해야 한다. 놓치기 쉬운 위험요소들을 이 책에서 하나하나 소개할 생각이다.

## 관리하는 뇌는 다르다

외래에서 진료를 하다 보면 20대 젊은이부터 80대 노인까지 다양한 환자를 만나게 된다. 그들의 뇌 MRI를 보면 각양각색이다. 40대의 나이임에도 불구하고 전두엽의 뇌위축이 시작된 분도 있고, 여기저기 작은 혈관이 막힌 분도 있다. 반면 70대임에도 뇌위축이 심하지 않고 혈관도 좋은 사람이 있다. 이러한 차이는 어디에서 올까. 물론 고혈압이나 당뇨, 고지혈증 등 만성질환이 있으면 상태가 악화되는 것은 당연할 것이다. 하지만 이러한 기저질환과 뇌의 상태가 정비례하지는 않는다. 왜 그럴까? 그동안 살아온 삶이 달라서 그런 건 아닐까?

'You are what you eat(당신이 먹은 음식이 당신 그 자체다).'

내가 좋아하는, 그리고 잘 지키지 못해 반성하게 되는 속담이다. 사람의 식성은 모두 다르다. 고기가 없으면 밥을 못 먹는 사람부터 채식주의자까지 다양하다. 비린내를 못 참는 사람이 있는가 하면 비린내나는 음식만 찾아다니는 사람도 있다. 그렇게 수십 년간 먹은 음식들은 그대로 흡수되어 나 자신을 형성한다. 좋은 식품을 먹은 사람이 건강해지고 해로운 음식을 먹은 사람이 건강을 해치는 건 어찌 보면 당연한 일이다.

운동은 또 어떤가. 매일 규칙적으로 운동을 하는 사람은 당연히 건강할 테고, 움직이는 것을 게을리 하는 사람은 여러 가지 만성 질환이 생길 가능성이 높다. 그렇게 쌓아온 생활습관과 식습관이 모여 내가 된다.

뇌건강도 마찬가지다. 뇌에 좋은 음식을 챙겨 먹고 나쁜 습관을 멀리하면 뇌세포가 손상되는 것을 막을 수 있고, 그 결과는 40대를 거쳐 50대, 60대가 지나면 확연하게 차이가 나기 시작한다.

관리하는 몸은 다르다. 관리하는 뇌 또한 다르다. 그렇다면, 어떻게 해야 쉽고 편안하게 뇌건강을 지킬 수 있을까?

# 치매 Q&A

　치매의 예방에 대해 이야기하기 전에, 치매란 어떤 것인가에 대한 설명이 필요할 것 같다. 요즘은 정보가 많아져서 치매가 어떤 병인지 널리 알려졌지만, 간단하게라도 Q&A 형식으로 치매에 관한 정보를 드리고자 한다. 부득이하게 의학용어를 일부 사용했으니 부담스러우시다면 가볍게 읽고 넘어가셔도 좋다.

## Question 1 : 치매는 어떤 증상을 보이나요?

**Answer 1 :** 치매의 증상은 여러 가지가 있지만 다음과 같은 5가지 증상이 흔하다. 기억력 저하, 언어 장애, 시공간 능력 저하, 성격 변화, 계산 능력 저하다.

### ① 기억력 저하

알츠하이머 치매의 초기에 나타나는 증상으로, 최근 있었던 일들을 잊어버린다. 며칠 전에 했던 약속을 잊거나 물건을 둔 곳을 찾지 못하는 일이 생기며, 방금 전에 했던 일을 잊어버려 같은 질문을 계속 반복하게 된다.

② 언어장애

물건이나 사물의 이름이 떠오르지 않게 된다. 처음에는 고유명사 즉 지인의 이름이나 연예인 이름, 산 이름 등을 기억하지 못하다가 점점 일반적인 단어까지 기억을 못하게 되며, 적당한 단어를 떠올리느라 말을 중간에 멈추거나 더듬게 된다. 말하다 말고 말끝을 흐리기도 하고 '그거'라고 에둘러 말하기도 한다.

③ 시공간 능력 저하

두정후두엽의 기능저하가 있는 경우 시공간 능력이 떨어지게 되는데, 방향감각이 떨어져 길을 잃고 좌우구분을 못하거나 차를 주차시키기 어려운 증상이 나타날 수 있다. 사람의 얼굴을 잘 구분하지 못하고 옷을 입거나 식탁을 차리는 데 어려움을 겪기도 한다.

④ 성격 변화

평소 얌전하고 온화했던 분이 점점 짜증을 잘 내고 화를 내게 된다. 욕을 하거나 폭력을 사용하고 불안 및 초조 증상을 보이기도 하며, 누군가 자신의 물건을 훔쳐갔다거나 아내가 바람을 피운다고 생각하는 망상이 생긴다. 이유 없이 밖에 나가 배회를 하기도 하고, 평소 활발하던 사람이 점점 말이 없어지고 아무 것도 하지 않으려 하기도 한다.

⑤ 계산능력 저하

예전에는 잘 하던 계산을 실수하게 되고, 돈 관리를 못하게 되거나 장사를 할 때 거스름돈을 실수하는 경우가 생긴다. 평소 버릇처럼 잘 하던 일들(운전이나 취미생활 등)을 하는데 어려움을 느끼기도 한다.


**Question 2 : 치매 진단을 받으려면 어떤 검사를 해야 하나요?**

**Answer 2 :** 기억력이 떨어지는 분들이 가장 궁금해 하는 것 중 하나가, "어떻게 치매를 진단하나요?"다. 정확한 치매 진단을 위해 필요한 검사는 다양하다. 노인 인구가 늘어나고 치매 의심 환자가 늘어나자 검사를 하고 치매 약을 처방받는 환자가 늘었다. 다만, 간단한 간이정신상태검사(MMSE)나 임상치매척도(CDR)만 시행한 후 치매진단을 내리는 병원이 있는데, 신경과 의사의 입장에서는 심히 걱정스럽다. 인지저하를 일으키는 질환이 매우 많은데 간이정신상태검사만으로는 원인을 밝히기 힘들다. 치매에 흔히 나타나는 이상행동이나 우울에 대한 평가도 간과하기 쉽다. 또한 치매 진단에 필요한 신경심리검사야말로 숙련된 검사자가 시행해야 신뢰도가 높아진다. 신경과 의원이나 병원에서 검사를 받으시도록 권하는 이유가 바로 그것이다.

치매 진단에 필요한 검사는 크게 세 가지로 나뉜다.


① 신경심리검사를 포함한 치매 척도 검사
② 혈액검사
③ 뇌영상검사 및 뇌파검사

인지저하를 확인하기 위해 여러 가지 설문 형식의 척도가 개발되어 있다. 널리 알려진 검사법이 바로 간이정신상태검사(MMSE)다. 30점 만점이며, 점수가 떨어질수록 인지장애가 있다고 생각하면 쉽다. 임상 치매척도(CDR)와 전반적퇴화척도(GDS)는 치매의 상태가 얼마나 악화되었는지를 가늠하는 기준이 된다. 이 검사들은 치매 약물을 투여하는 근거가 되기 때문에 필수적이다. 다만 간단한 검사이기 때문에 얻을 수 있는 정보는 다소 제약적이다.

조금 더 정확한 상태를 파악하기 위해 신경심리검사를 시행하는데, 서울신경심리검사(SNSB)와 CERAD-K, LICA 등의 검사가 있다. 노인우울척도(GeDS)를 통해 우울감이 인지저하에 미치는 영향을 파악하고, 치매행동평가척도(NPI)로 이상행동이 나타나는지 확인한다. 일상생활을 얼마나 잘 유지하는지에 대해 평가하는 것은 매년 검사를 시행할 때마다 환자의 인지 악화가 일상생활에 얼마나 영향을 미치는지에 대해 가늠할 수 있게 해준다.

혈액검사를 통해 환자의 인지를 저하시킬 수 있는 다른 질환이 있는지도 확인해야 한다. 빈혈이나 간기능 저하, 비타민 부족이 증상을 악화시키기도 한다. 치매의 치료 방침을 설정하기 위해서는 뇌병변 여부도 확인해야 한다. 알츠하이머 치매인지, 혈관성 치매인지, 전두측두 치매인지에 따라 치료방법이 달라진다.

치매환자를 이해하기 위해서는 이렇게 많은 정보를 통해 다각적으로 접근해야 한다. 간이정신상태검사(MMSE)와 임상치매척도(CDR)만 검사하고 치매 약을 투여하는 의사도 많고, 그것을 원하는 환자나 보호자도 많다. 하지만 이러다보면 분명히 놓치는 것들이 생긴다. 요즘은 신경심리검사가 보편화되어 대부분의 신경과 의원에서 쉽게 받아볼 수 있다. 치매라는 병이 한 가족의 삶에 미치는 영향을 생각해보면, 그렇게 간단하게 생각할 일은 아니라고 본다. 정확한 진단이 있어야 정확한 치료를 계획할 수 있다.

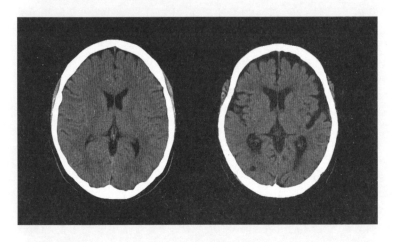

정상인(좌측)과 알츠하이머 치매환자(우측)의 CT 영상이다. 전두엽 및 측두엽, 대뇌피질의 위축 및 뇌실 확장 소견이 보인다.

Question 3 : 치매에도 종류가 있나요?

Answer 3 : 요즘은 치매에 대한 정보가 많아져서 환자와 보호자께 "초기 치매증상입니다."라고 말씀드리면 "알츠하이머 치매인가요?"라는 질문이 되돌아온다. 전체 치매 중 가장 많은 부분을 차지하고 있는 질환이 바로 알츠하이머 치매다. 그 외에도 혈관성 치매, 루이소체 치매, 파킨슨병 치매, 전두측두치매, 수두증 등 여러 가지 치매가 있다.

　　　　　　　치매 예방을 위한 두뇌성형

① 알츠하이머 치매 :

가장 흔한 형태의 치매이며, 뇌신경세포와 시냅스가 소실되고 신경섬유농축체(Neurofibrillary tangle), 베타 아밀로이드판의 축적으로 인해 뇌기능이 저하되는 질환이다. 대뇌 피질 세포가 점진적으로 소실되면서 초반에는 가벼운 기억력 장애가 나타나지만, 곧 언어장애, 시공간 능력 저하, 성격변화 등이 나타나게 된다. 신경전달물질인 아세틸콜린 농도가 줄어들고 뇌영상검사에서 뇌위축 소견이 보인다.

② 혈관성 치매 :

뇌졸중에 의해 뇌손상을 입어 발생하는 치매다. 뇌졸중이란 뇌혈관이 막혀서 뇌세포가 손상되는 뇌경색과, 뇌혈관이 파열하여 발생하는 뇌출혈을 모두 아우르는 말이다. 대뇌 피질의 다발성 손상에 의한 다발경색치매, 인지에 큰 역할을 하는 뇌 부위가 손상되어 발생하는 전략뇌경색치매, 피질하영역의 다발성 열공경색이나 심한 백질변성에 의해 발생하는 피질하혈관치매 등이 있다. 뇌졸중에 의해 발생하므로 발음장애, 편마비, 감각이상 등이 동반될 수 있다.

③ 루이소체 치매 :

발음에 따라 레비소체 치매(Lewy body dementia)라고도 부른다. 각성이나 인지능력의 변동현상이 특징적으로, 가끔씩 인지장애가 나타나는데 멍하게 허공을 응시하거나 반응이 느려지는 증상 등으로 발현된다. 또한 생생한 환시가 반복적으로 나타나고 파킨슨병과 유사한 증상이 동반된다. 때때로 실신을 하거나 심한 자율신경계 이상소견을 보이기도 한다.

④ 파킨슨병 치매 :

파킨슨병은 손떨림, 서동, 강직, 보행 장애 등이 특징적인 신경퇴행성 질환으로, 초기에는 치매가 잘 나타나지 않으나 파킨슨병이 진행하면서 치매도 같이 발생하는 경우가 흔하다. 목표를 세우고 그것을 수행해나가는 능력이 떨어지게 되고 주의집중력 및 기억력 저하도 심해진다. 환시 및 불안, 우울증도 흔히 나타나는 증상이다.

⑤ 수두증 :

정상압 수두증은 치료가 가능한 치매 중 한 가지다. 보행 장애, 요실금, 인지장애가 천천히 진행하는 질환으로, 뇌실복강션트(ventriculoperitoneal shunt)를 통해 증상을 완화시킬 수 있다.

⑥ 전두측두치매 :

전두엽과 측두엽의 위축 및 기능저하에 의한 증상이 특징적이다. 전두엽은 충동을 억제하는 역할을 하는데, 이 부위에 문제가 생기면 탈억제 현상이 발생한다. 충동을 참지 못해 직선적인 언행이나 남을 비난하는 행동을 하게 되고, 성적인 욕구를 참지 못해 간호사 엉덩이에 손을 대거나 남들 앞에서 자위를 하기도 한다. 고집을 피우고 게을러져 아무 일도 하지 않으려 하며, 측두엽의 기능 저하로 감정이 둔해지기도 한다.

이러한 치매의 분류는 치료 계획 수립에도 큰 도움이 된다. 다만, 치매라는 질환이 각각 나뉘어져 있는 것이 아니라 서로 중첩되어 있기 때문에 한 가지 질환으로 설명하기 힘든 면이 있다. 혈관성 치매환자가 알츠하이머 치매 증상을 동반하기도 하고, 파킨슨병 치매환자에게서 알츠하이머 치매 소견을 발견하기도 한다. 따라서 환자의 질환이 한 가지 병명으로만 설명될 수 없다는 점을 알아두어야 한다.

Question 4 : 치매 진단을 받으려면 어떤 검사를 해야 하나요?

Answer 4 : 현재까지 개발된 확실한 '치매 치료제'는 없다. '치매 예방약'도 없다. 다만 '치매의 진행을 늦추는 약'만 존재할 뿐이다. 그 약조차도 몇 가지 없다. 보편적으로 사용되는 치매 약은 두 가지인데, 콜린에스테라아제 억제제(Cholinesterase Inhibitor)와 NMDA 수용체 길항제(NMDA Receptor Antagonist)다.

알츠하이머 치매의 뇌기능과 가장 밀접한 관련이 있는 물질이 바로 아세틸콜린(acetylcholine)이다. 알츠하이머 치매환자의 뇌세포를 살펴보면 콜린성 신경세포의 수가 감소되어 있고, 아세틸콜린 농도 또한 낮아져 있다. 콜린에스테라아제 억제제는 아세틸콜린을 분해하는 콜린에스테라아제를 억제하여 아세틸콜린 농도를 높임으로써 효과를 나타내게 된다.

대표적인 약물로는 도네페질(Donepezil Hydrochloride, 상품명 아리셉트), 리바스티그민(Rivastigmine, 상품명 엑셀론), 갈란타민

(Galantamine, 상품명 레미닐)이 있다.

도네페질은 알츠하이머 치매에 가장 일반적으로 쓰이는 약이며, 하루 한 번 복용하기 때문에 편리하다. 위장관 부작용을 줄이기 위해 저녁에 복용하는 것이 일반적이지만, 수면장애가 나타난다면 아침에 복용해도 무방하다. 최대 23mg까지 증량이 가능하지만 약물 부작용이 생길 수 있기 때문에 대부분 5~10mg만 사용한다.

갈란타민은 유럽의 수선화과 식물에서 추출한 성분으로 이루어졌으며, 알츠하이머 치매에 많이 사용되는 약이다. 서방형이 개발되어 하루에 한번 복용해도 된다. 설사, 오심 및 구토, 어지럼증, 근육 경련, 식욕 감퇴, 수면장애 등의 부작용이 있을 수 있다.

리바스티그민의 최대 장점은 패치형 제제가 있다는 것이다. 음식을 삼키기 힘들거나 위장장애가 심한 경우 패치를 붙이는 방식이 도움이 된다. 다만 패치를 피부에 붙이면 가렵거나 붉게 변하는 등의 피부 부작용이 있을 수 있다. 대부분은 패치를 떼어낸 후 보습제를 도포하면 증상이 호전되지만, 피부 발진이나 가려움이 너무 심한 경우에는 경구 제제를 고려해야 한다.


NMDA 수용체 길항제란 말이 좀 어렵게 느껴질 수 있다. 알츠하이머 치매의 진행은 글루타메이트(glutamate)라는 신경전달물질과 연관이 있다. 글루타메이트가 과하게 분비되면 신경세포의 칼슘이온통로에 문제가 생긴다. 이때 메만틴과 같은 NMDA 수용체 길항제를 복용하면 칼슘이 세포 내로 과도하게 유입되는 것을 막아준다. 국내에서는 메만틴(Memantine, 상품명 에빅사)이 중증의 치매에 사용할 수 있게 되어 있다.

그 외에도 은행잎 추출제(Ginkgo Biloba)나 콜린제제(Choline alfoscerate), 아세틸-L-카르니틴 등이 사용되나 앞서 기술한 치매 약에 비하면 효과가 다소 부족한 것으로 알려져 있으며, 에스트로겐, 비타민 등도 일부 효과가 있다고 한다.

그 외에도 이상행동에 대한 치료약물이 사용될 수 있다. 공격성이 심하거나 욕을 하고 과다한 행동을 할 경우에는 신경이완제를 사용할 수 있고, 우울감이 심하거나 감정기복이 있을 때에는 항우울제나 항경련제를 사용하기도 한다. 수면장애나 야간행동 시 진정수면제를 쓸 수 있다.

혈관성 치매환자는 뇌혈관질환을 악화시킬 수 있는 고혈압, 당뇨, 고지혈증, 심장질환 등에 대한 치료가 필요하며, 파킨슨병 치매는 파킨슨병 증상을 호전시킬 수 있는 여러 가지 약제를 같이 복용해야 한다.

치매환자의 약물치료는 개개인에 따라 많은 차이가 있다. 초기에는 콜린에스테라아제 억제제 하나만 복용해도 되지만, 시간이 흐르면서 다양한 증상이 발생하면 어쩔 수 없이 투약을 변경해야 하는 상황이 생긴다. 환자에게 발생하는 증상을 의료진과 세세히 상의하여 치료방침을 정해야 한다. '치매에 좋은 약'이라고 단언할 수 있는 약은 없다. 그저 환자 개개인에게 가장 적합한 약이 있을 뿐이다.

**Question 5 :** 간단하게 치매 여부를 확인할 수 있는 방법은 없나요?

**Answer 5 :** 중앙 치매센터 홈페이지에 방문하면 주관적 기억감퇴 설문(SMCQ, Subjective Memory Complaints Questionnaire)을 체크해볼 수 있다. 다음과 같은 항목으로 이루어져 있다. 다음 설문 중 자신에게 해당되는 것이 6개 이상이면 경도인지장애 혹은 치매의 가능성이 있으므로, 신경과 전문의에게 진료받을 것을 추천한다.

---

주관적 기억감퇴 설문
(SMCQ, Subjective Memory Complaints Questionnaire)

1. 기억력에 문제가 있다고 생각하십니까?
2. 자신의 기억력이 10년 전보다 나빠졌다고 생각하십니까?
3. 자신의 기억력이 같은 또래의 다른 사람들에 비해 나쁘다고 생각하십니까?
4. 기억력 저하로 인해 일상생활에 불편을 느끼십니까?
5. 최근에 일어난 일을 기억하는 것이 어렵습니까?
6. 며칠 전에 나눈 대화 내용을 기억하기 어렵습니까?
7. 며칠 전에 한 약속을 기억하기 어렵습니까?
8. 친한 사람의 이름을 기억하기 어렵습니까?
9. 물건 둔 곳을 기억하기 어렵습니까?
10. 이전에 비해 물건을 자주 잃어버립니까?
11. 집 근처에서 길을 잃은 적이 있습니까?
12. 가게에서 2~3가지 물건을 사려고 할 때 물건 이름을 기억하기 어렵습니까?
13. 가스불이나 전깃불 끄는 것을 기억하기 어렵습니까?
14. 자주 사용하는 전화번호(자신 혹은 자녀의 집)를 기억하기 어렵습니까?

출처 : 중앙 치매센터 홈페이지(https://www.nid.or.kr)

PART. 2

얼굴이
아닌
두뇌를
성형하라

## 왜 깜박거릴까?

　뇌건강을 관리하는 방법에 대해 이야기하기에 앞서, 2장에서는 조금은 어려운 혹은 지루한 이야기를 해볼까 한다. 바로 기억력에 대한 이야기다. 뇌가 어떻게 기억력을 유지하는지, 왜 인지예비능을 늘려야 하는지에 대해 알지 못하면 동기부여가 되지 않는다. 또한 이 부분을 궁금해하는 분들이 많았기에 간단히 설명하려 한다. 이해가 어렵다면 그냥 부담 없이 넘어가도 좋으니, 가벼운 마음으로 읽어주시기 바란다.

　그가 발작을 시작했던 것은 우연한 사고 때문이었다. 도로를 건너다 자전거와 부딪힌 그는 그대로 날아가 바닥에 왼쪽 머리를 찧어 1인치 정도 이마가 찢어졌다. 그날 이후 그의 삶은 바뀌었다. 경련과 발작이 나타났다. 정신을 잃고 쓰러지기도 하고, 수십 초간 멍해졌다가 다시 정신을 차리기도 했다. 시간이 흐를수록 뇌전증(간질) 발작은 심해졌고, 제대로 된 교육을 받을 수 없었다. 성인이 되자 발작은 더 심해지고 잦아졌다. 여러 가지 약물을 복용했지만 호전되지 않았다.

1953년 8월 25일, 27살의 그는 뇌전증 치료를 위해 수술을 받았다. 뇌세포 사이의 연결을 끊는 뇌엽절제술이었다. 수술을 맡은 스코빌 박사는 머리뼈를 일부 뜯어내고 전극을 붙여 이상 뇌파가 나오는 곳을 찾으려 했으나 여의치 않았다. 스코빌 박사는 해마와 편도핵을 포함한 약 8cm 길이의 양쪽 내측두엽을 제거했다.

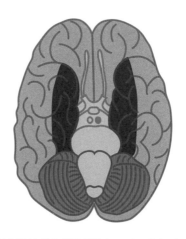

H. M의 뇌. 양측 내측두엽을 8cm 정도 절제했다.

내측두엽을 제거당한 그는 심각한 기억장애 증상을 보였다. 다른 사람과 이야기한 후 수분이 지나면 대화한 내용을 전혀 기억하지 못했다. 약 50년간 그를 연구한 연구진은, 만날 때마다 그가 그들을 알아보지 못해 매번 새로 인사를 해야 했다고 한다.

그의 이름은 헨리 몰래슨(Henry Molaison). 일명 H.M이라는 이니셜로 불린, 기억의 연구에 있어 가장 유명한 환자다. 그가 수술을 받은 1950년대에는 아직 뇌의 기능 중 상당 부분이 밝혀지지 않았었다. H.M의 증상은 뇌과학자들의 흥미를 끌기에 충분했다. 개인적으로는 안타까운 삶을 살았지만, H.M은 내측두엽이 기억의 저장에 매우 중요한 역할을 한다는 것을 최초로 명확하게 밝힌 환자였다.

기억이란 무엇일까? 일반적 상식으로의 기억은 '정보를 저장'하는 것이다. 인간은 새로운 것을 배우면 그것을 부호화하여 저장하고, 필요시에 꺼내어 쓴다. 컴퓨터로 문서작업을 한다고 생각하면 이해가 쉽다. 워드프로세서로 '두뇌성형'에 대한 글을 쓴 후 저장버튼을 눌러보자. 컴퓨터는 그것을 컴퓨터 언어로 변환하여 하드디스크에 저장할 것이다. 글을 다시 보고 싶으면 그 워드파일을 찾아 더블클릭하면 된다. 기억이란 이런 것이다.

그러면 도대체 우리는 왜 깜박거리는 걸까. '두뇌성형'에 관해 쓴 글을 다시 읽어보고 싶은데, 왜 그 글이 화면에 뜨지 않는 걸까. 몇 가지 가능성을 생각해볼 수 있다.

1. 저장이 안됐을 수 있다. 저장버튼을 누른다고 생각했지만 실제로는 누르지 않았거나, 에러가 나서 저장이 안됐을 수 있다.
2. 저장을 하긴 했는데 파일을 실수로 지워버렸을 수 있다.
3. '두뇌성형' 파일이 컴퓨터 어딘가에 있기는 한데, 어디에 있는지 찾을 수 없어서 못 읽는 것일 수도 있다.

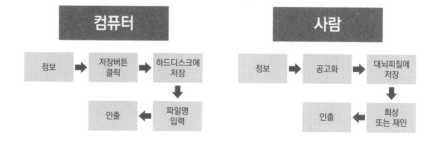

인간의 뇌도 마찬가지다. 기억을 하려면 기억응고화 혹은 공고화 (consolidation)라고 하는 과정이 필요하다. 내측두엽이 기억의 공고화에 매우 중요한 역할을 한다. 따라서 이 부위에 손상이 있으면 정보를 저장할 수 없다. 저장버튼을 누르지 않았거나 하드디스크에 문제가 있으면 저장이 안 되는 것과 같은 이치다. 오래된 기억은 시냅스의 변화로 우리 뇌에서 사라진다. 또한 전두엽에 장애가 있으면 기억의 인출(retrieval)에 문제가 생긴다. 컴퓨터에서 파일을 찾지 못하거나 필요 없는 파일을 지워버리는 것과 마찬가지다.

왜 깜박거릴까? 그건 어딘가에 문제가 생겼기 때문이다. 뭔가 기억의 프로세스를 방해하는 요인이 생겼다는 의미다. 신경 쓸 일이 많으니 저장버튼을 누르는 걸 깜박하기도 한다. 기억이 뒤죽박죽이 되어 적절한 때에 맞는 기억을 떠올리지 못하고, 머릿속에 지나치게 많은 것을 욱여넣다 보니 흘리는 정보가 생긴다. 그러다보면 깜박거리게 되는 것이다.

## 기억의 메커니즘

'기억'이 어떤 의미인가를 표준국어대사전에서 찾아보면 다음과 같이 나온다.

'기억 : 이전의 인상이나 경험을 의식 속에 간직하거나 도로 생각해 냄.'

이 정의 안에 기억의 기본 메커니즘이 모두 담겨 있다. 이전의 인상이나 경험(정보)을, 의식 속에 간직하거나(저장), 도로 생각해 내는(인출) 과정이다.

기억은 단기기억과 장기기억으로 나뉜다. 우리가 경험하는 모든 것은 일시적으로 뇌에 기억되었다가 수 시간 정도 지속 후 사라지는데, 이것을 단기기억이라 한다. 살아가면서 경험한 모든 것을 기억할 수는 없기에, 중요하지 않은 정보는 수 시간 후 뇌에서 제거된다.

기억해야 하는 중요한 일부 경험은 장기적으로 저장되어 수일 혹은 수개월 후에도 떠올릴 수 있게 되는데, 이것을 장기기억이라 한다. 단기기억이 장기기억으로 변환되는 데에는 공고화(consolidation) 과정이 필요하다. 기억이 증발해 사라지지 않게 단단하게 응고시키는 것이다. 이미 말한 바와 같이, 공고화 과정에 있어 내측두엽이 매우 중요한 역할을 한다.

기억이 공고화되는 과정에 대해 여러 가지 가설이 있는데, 뇌세포간의 시냅스가 변화하여 발생한다는 이론이 지배적이다. 시냅스는 연결고리라고 생각하면 이해가 쉽다. 내측두엽의 해마에서 시냅스(연결고리) 변화가 일어나고, 해마의 신경세포들은 뇌의 피질에 존재하는 신경세포들과 작용하여 연결고리를 형성한다. 피질의 신경세포끼리 새로운 연결고리를 형성하면 장기기억이 완성된다. 장기기억은 피질의 여러 신경세포 사이에서 시냅스를 통해 그물처럼 연결되어 저장된다. 필요할 때면 그 정보를 불러내 사용하는 것이다.

그런데 만약 내측두엽이 손상된다면 어떻게 될까?

기억의 공고화를 위해 해마에서 시냅스 변화가 일어나 피질의 신경세포와 상호작용을 해야 할 텐데, 막상 기억을 공고화할 해마의 기능이 떨어졌으니 피질과의 연계가 끊어지게 된다. 결국 시냅스의 변형이 이루어지지 않고, 단기기억에 존재했던 기억들은 그대로 사라져버린다. 수술을 받았던 H.M처럼 말이다.

치매환자들이 방금 했던 일들을 기억하지 못하는 것이 바로 이 내측두엽의 손상 때문이다. 방금 했던 말을 기억하려고 해도 기억의 공고화가 일어나지 않으니 장기기억으로 저장이 되지 않는다. 그러니 했던 말을 또 하고, 밥을 먹고서도 돌아앉으면 왜 밥을 안 주냐고 호통을 치게 되는 것이다.

## 우리 엄마가 얼마나 똑똑한데요!

치매환자를 진료하다 보면 병을 부정하는 분들이 있다. 환자야 당연히 자신이 치매환자라는 것을 받아들이기 힘들다. 하지만 어떨 때는 보호자가 의심의 눈초리로 쳐다볼 때가 있다. "초기 치매증상입니다." 라고 말씀드리면 어이가 없다는 듯 고개를 젓는다.

"치매라니, 무슨 소리세요. 우리 엄마가 얼마나 똑똑한데요. 하다못해 20년 전 일도 다 기억하신다니까요?"

맞는 말이다. 아주 오래전에 있었던 일들을 줄줄줄 외우고 있으니 치매라는 생각이 들지 않을 법도 하다. 다만, 옛날 일만 기억한다는 것이 문제다.

기억은 단기기억과 장기기억으로 나뉜다고 설명한 바 있다. 경험을 통해 들어온 정보는 내측두엽을 통해 공고화 과정을 거쳐 장기기억으로 변화되고, 장기기억은 뇌 피질 여기저기에 저장된다. 그리고 필요할 때 그 기억을 꺼내어 쓰게 된다.

알츠하이머 치매는 기본적으로 기억이 '저장'되지 않는 질환이다. 내측두엽의 기능이 떨어지면서 대뇌피질과 상호작용하여 들어온 정보를 저장하는 기능이 떨어지는 것이다. 방금 했던 말을 기억하지 못하고, 밥을 먹었던 것을 기억하지 못하는 것은 단기기억을 공고화하여 장기기억으로 변환하지 못하는 탓이다.

하지만 옛날 일을 떠올리는 것은 기억의 저장이 아니라 '인출'과 관련된 기능이다. 초기 알츠하이머 치매환자는 수십 년 전의 일을 떠올리는 데 문제가 없다. 기억의 인출은 내측두엽이나 해마의 도움 없이도 할 수 있기 때문이다. 게다가, 최근에 있었던 경험과 정보를 저장하지 못하니 이야기할 것이라고는 예전 기억밖에 없다. 옛날이야기를 반복하는 것은, 똑똑하고 기억력이 좋아서 그런 것이 아니라, 최근에 있었던 일을 기억하지 못하기 때문이다.

치매 초기에는 옛날이야기라도 할 수 있지만, 시간이 흐를수록 대뇌피질의 기능저하가 이어지면서 그마저도 원활하지 못하게 된다. 가족의 이름을 잊어버리고, 알아보지 못하게 되고, 점점 남아있던 기억마저 사라져간다.

그렇기에 우리는 기억력이 나빠지기 전에 미리미리 관리를 해야 한다. 기억이 점점 사라지는 것을 막기 위해 우리는 무엇을 해야 할까? 알츠하이머 치매가 진행되는 것을 막으려면 약을 먹는 것 외에는 할수 있는 일이 아무것도 없을까? 치매가 오기 전에 미리 막을 수 있는 방법은 없는 걸까?

## 뇌는 끊임없이 변화한다

우리의 뇌에는 850억~1,000억 개의 신경세포가 있다. 또한 1,000조 개의 시냅스 연결이 존재한다. 이러한 신경세포의 생성은 임신 5주부터 5개월까지 폭발적으로 이루어지고, 출생 이후에는 더 이상 뇌세포의 세포분열이 일어나지 않게 된다. 즉, 극히 일부를 제외하면 뇌세포는 새롭게 만들어지지 않는다(최근 연구에서는 해마의 신경세포가 하루에 약 700개 정도 새로 만들어지고 같은 수의 신경세포가 사라진다는 것이 밝혀졌으나, 전체 신경세포의 수에 비해 매우 미미하므로 논외로 하겠다).

성인의 뇌는 더 이상 변화하지 않는다는 믿음이 오랜 시간 지배적이었다. 그리고 그 믿음은 상당부분 맞다. 일반적으로 뇌세포는 더 이상 늘어나지 않는다. 그런데 이해할 수 없는 일들이 종종 생겼다. 뇌세포가 변화하지 않는다면 뇌손상 환자는 증상이 좋아지지 않아야 옳다. 하지만, 뇌손상 환자 중 증상이 호전되는 경우가 많았고, 이러한 일이 왜 일어나는지에 대해 사람들은 궁금증을 품게 되었다.

나는 신경과 의사로 일하면서 수많은 뇌졸중 환자를 진료했다. 뇌혈관이 막혀 뇌세포가 파괴된 뇌경색환자는 매우 다양한 증상으로 내원하는데, 가장 대표적인 증상이 한쪽 팔다리가 마비되는 편마비다. 운동기능을 담당하던 뇌세포가 손상되어 마비가 온 것이다. 뇌세포가 재생되거나 새로 생성되지 않는다는 것을 고려하면, 마비는 좋아지지 않아야 옳을 것이다.

50대의 나이에 응급실로 실려 온 김현철(가명) 씨는 오른쪽 팔다리의 힘이 심하게 저하된 상태였다. 뇌 MRI를 찍었고, 뇌경색에 의한 운동신경중추의 손상이 확인됐다. 입원 후 혈소판제를 사용하였고, 급성기 기간이 지난 후 재활의학과로 전과하여 치료를 지속했다. 이때만 해도 팔을 거의 들어 올리지 못했다.

한 달여 후, 일시적으로 말이 어눌한 증상이 있었다 하여 협진 요청이 왔다. 병실에 찾아가 증세를 확인해보니 다행히 말이 어눌한 증상은 사라져 있었다. 팔의 근력을 확인해보니 번쩍 들어 올릴 정도로 호전된 상태였다. 서툴지만 수저질도 혼자서 할 수 있었다. 어떻게 된 걸까. 뇌세포가 다시 살아나기라도 한 걸까?

뇌경색 환자가 겪는 팔다리의 마비증상은 시간이 지나면서 호전되기도 한다. 재활치료를 하며 열심히 운동하면 힘이 돌아오는 시기도 빨라지고 회복력도 좋아진다. 하지만 환자의 뇌를 다시 MRI로 찍어보면 뇌경색의 크기는 변함이 없다. 죽은 뇌는 살아나지 않는 것이다. 그렇다면 힘이 돌아오는 것은 어떤 이유에서일까?

이는 모두 뇌의 신경가소성(Neural plasticity)에 의해 생기는 현상이다. 뇌세포의 숫자는 변하지 않을지언정, 신경세포간의 연결고리는 끊임없이 매우 빠르게 변화한다. 뇌의 기능이 고정되어있고 변화하지 않는다는 것은 잘못된 믿음이다. 뇌의 신경세포는 수시로 시냅스를 변화시켜 기능을 전환한다.

## 두뇌를 성형하라

신경가소성에 대해 이야기를 하자면 캐머런 모트(Cameron Mott)라는 소녀를 빼놓을 수 없다. 캐머런은 3살 때부터 뇌전증을 앓았다. 하루에 열 번도 넘게 발작을 일으켰고, 그때마다 갑작스럽게 정신을 잃고 쓰러졌다. 뇌전증의 이유는 한쪽 대뇌반구에 만성적인 염증이 지속되는 라스무센 뇌염(Rasmussens Encephalitis)이었다. 뇌전증을 예방하기 위해 다량의 약을 복용했지만, 캐머런의 상태는 점점 악화되었다. 예기치 않은 발작으로 갑자기 쓰러져 머리를 다치다 보니 항상 헬멧을 쓰고 지내야 했다. 캐머런의 부모는 결단을 내렸다. 뇌전증 발작을 해결하기 위해 수술로 오른쪽 대뇌반구를 제거했다.

뇌의 한쪽을 제거했으니 장애가 생기는 것은 당연한 일이었다. 수술을 받은 캐머런은 왼쪽 얼굴과 팔다리에 마비가 생겨 의자에 제대로 앉지도 못했다. 평생 반신마비가 되어 누워 지내야 했을 수도 있다. 하지만 재활치료를 꾸준히 받은 결과, 여섯 살이 된 캐머런 모트는 다른 아이들처럼 학교도 잘 다니고 운동도 할 수 있게 되었다. 약간의 마비 외에는 큰 문제없이 지내며, 발레리나가 되는 것이 꿈이라고 한다.

캐머런 모트의 이야기는 뇌가 끊임없이 변한다는 것을 여실히 보여주는 예다.

뇌신경세포는 새로 생성되지 않지만 신경세포 사이의 시냅스는 끊임없이 변화한다. 새로운 시냅스가 형성되고 기존의 시냅스가 사라지는 것을 반복하면서 신경세포의 기능도 바뀐다. 운동기능을 담당하던 신경세포가 손상되면 주위의 세포들이 변화하여 그 역할을 대신하게 된다. 뇌가 변하는 것이다.

캐머런이 마비를 극복하고 건강해질 수 있었던 이유는 재활치료를 열심히 해서 뇌를 자극했기 때문이다. 자극을 받을수록 새로운 시냅스들이 생겨나고 우리의 뇌는 변하게 된다. 반대로, 아무것도 하지 않으면 뇌는 더 이상 발전하지 않는다.

성인이 되고 난 후 우리의 뇌가 변하지 않고 그대로 유지된다는 것은 더 이상 진실이 아니다. 우리의 뇌는 끊임없이 새로워지고 있다. 어제와 같은 뇌는 없다. 뇌는 발전하기도 하고 퇴보하기도 한다. 새로운 영역을 넓히기도 하고 차지했던 영토를 빼앗기기도 한다. 시시각각 변하는 신경세포 사이의 시냅스에서 우리는 기억 유지에 대한 실마리를 찾을 수 있었다. 뇌를 자극할 수 있는 새로운 경험이 쌓이면 그것이 기억력 저하를 막는 든든한 방벽이 되어준다는 것을 말이다. 이제 얼굴이 아닌 두뇌를 성형해야 할 때가 된 것이다.

## 두뇌 부자가 되자

경주 남산에 오른 적이 있다. 경주에는 신라시대의 유적이 매우 많은데, 남산은 그 자체가 천연의 박물관이다. 그곳에서 수많은 불상을 보았지만, 시간이 많이 흐른 지금은 기억이 가물가물하다. 그런데 유독 머릿속에서 떠나지 않는 불상이 있다. 바로 삼릉골 석불좌상이다.

경주로 여행을 떠나기 전에 경주에 관한 책을 한 권 읽었다. 신라시대의 불상은 대부분 인자한 표정을 가진 둥근 얼굴인데, 삼릉골 석불좌상은 하관이 길고 턱이 좁아 뭔가 뚱한 표정이었다. 턱 부위 파손을 보수하면서 하관이 긴 이상한 불상이 된 것이다. 조각난 광배는 주위에 어지럽게 흩어져 있었다.

남산을 올라 삼릉골 석불좌상 앞에 도착한 나는 당황했다. 책에서 봤던 긴 하관의 불상은 온데간데없고 매우 인자한 표정의 불상이 나를 바라봤다. 부서져 땅바닥을 뒹굴던 광배도 복구되어 있었다. 책이 출판되고 내가 남산에 오는 그 사이의 기간 동안 또 한 번의 복구가 있었던 모양이다.

나는 경주 남산을 떠올리면 이 삼릉골 석불좌상이 제일 기억난다. 왜 그럴까? 어째서 삼릉골 석불좌상이 내 머리 속에 장기기억으로 남았을까?

다른 불상들에 비해 정보의 시냅스가 강했고, 다양한 정보와 시냅스 연결이 이루어졌기 때문이다. 숭유억불정책 등에 의해 파손되었다는 정보, 턱이 부서져서 보수를 했는데 하관이 길어졌다는 사연, 경주 여행 책에서 보았던 사진의 이미지, 턱 부위가 새롭게 복구된 시각적 정보 등 삼릉골 석불좌상을 중심으로 이어지는 정보의 그물망이 촘촘하고 강렬하기 때문에, 내 대뇌피질에 견고하게 공고화된 것이다.

이렇듯 하나의 기억에 얽힌 시냅스가 많고 강할수록 그 기억은 오래 보존된다. 또한 그 시냅스의 그물망 중 일부가 사라진다 해도, 여전히 기억할 수 있다. 그 기억과 연관된 나머지 시냅스 그물망이 있으니까.

이는 인지예비능(cognitive reserve)라고 하는 개념을 밑받침해준다. 무언가를 경험해 기억할 때, 시냅스의 변화가 일어난다고 하였다. 그 기억에 대한 시냅스가 꼭 하나일 필요는 없다. 경험이 많을수록, 자주 본 사람일수록, 그 분야에 많은 정보를 얻을수록 시냅스의 양은 증가한다.

그런데 알츠하이머 치매를 앓게 된다면 어떻게 될까? 시냅스의 기능이 저하되어 기억이 하나하나 사라진다. 약한 시냅스가 형성되어 있던 기억은 쉽게 소멸될 것이다. 그렇다면 시냅스가 수백 개 형성된 기억은 어떨까? 시냅스가 기능을 잃어 그 기억을 잊는 데 꽤 오랜 시간이 걸릴 것이다.

이러한 것을 인지예비능이라 한다. 인지예비능은 인지 보유고, 인지적 비축분 등으로 번역되기도 하는데, 많은 경험을 통해 인지능력을 미리미리 비축해두어야 한다는 의미는 같다. 새로운 기억의 시냅스를 풍부하게 보유하여, 나중에 인지저하가 생기더라도 기억을 떠올릴 수 있는 단서들을 비축해야 한다는 것이다. 인지예비능이 풍부한 사람은 알츠하이머 치매가 오더라도 일상생활이나 인간관계에 있어 장애를 덜 받을 수 있다.

기억의 시냅스가 1,000개인 사람과 100개인 사람은 분명히 차이가 날 수밖에 없다. 신경세포의 기능이 떨어지거나 파괴되었을 때 남아있는 인지능력의 차이는 클 것이다. 그래서 우리는 두뇌 부자가 되어야 한다. 되도록 많은 시냅스를 형성해서 인지예비능을 늘려야 한다. 그래야만 나중에 잃더라도 남는 것이 많게 된다.

## 멍하니 있으면 멍하게 된다

아직 논란이 있지만, 교육을 많이 받고 지적인 사람일수록 알츠하이머 치매에 덜 걸린다고 한다. 교육을 제대로 받지 못했거나 문맹인 사람이 치매에 더 잘 걸린다는 의미다. 대구가톨릭대학교 신경과학교실에서 문맹 노인과 비문맹 노인을 3년간 추적 관찰한 연구에서도 비문맹 노인보다 문맹 노인의 인지가 더 빨리 손상된다는 결과가 나온 바 있다.

교육이 신경세포로 하여금 시냅스를 많이 형성하게 하고, 이렇게 풍부해진 시냅스는 인지예비능(cognitive reserve)을 강화하기 때문에 인지능력이 느리게 떨어지는 것으로 추측하고 있다. 같은 양의 지식을 잃는다면, 지식이 풍부했던 사람이 유리한 법이다.

하지만 반론도 있다. 2011년 에밀리(Emily Schoenhofen Sharp) 등이 1985년부터 2010년까지 이루어진 88개의 연구를 분석한 결과 51개(58%)에서 저학력이 치매의 위험인자라는 결론이 나왔고, 37개(42%)에서는 교육수준과 치매는 무관하다는 결론이 나왔다. 여전히 저학력이 치매의 위험인자라는 연구결과가 많지만 절대적이지는 않다. 왜 그럴까? 아마도 교육을 받은 시점과 치매가 발생하는 시점의 시간차에 비밀이 담겨있을 것이다. 교육의 효과가 유지되기에는 너무 긴 세월이 흘렀다는 뜻이다.

초등학교부터 대학교까지 16년간 교육을 받는다 해도 20대 중반이면 교육이 끝나게 된다. 인지저하가 생기는 60~70대까지는 40년이라는 공백이 있다. 교육의 효과가 희미해질 수밖에 없다. 나조차도 고등학교 때 배웠던 미적분은 이제 가물가물하다.

바꿔 말하자면, 정규교육이 끝난 후에도 지속적으로 새로운 지식과 정보를 접해야 치매의 발생을 낮출 수 있다는 것이다. 뇌는 변화한다. 아무리 많은 교육을 받았다 하더라도 수십 년이 지나면 그 효과는 퇴색된다. 새로운 시냅스를 많이 만들어내야 인지예비능을 늘릴 수 있다. 젊을 때 얼마나 교육을 많이 받았느냐보다 정규교육이 끝난 40대 이후에 얼마나 많은 경험과 지식을 쌓았는지가 더 중요하다. 멍하니 있으면 멍하게 될 뿐이다.

여러 가지 취미활동을 하고 친목모임을 다니는 것이 중요하다. 많은 사람들을 만나다보면 다채로운 정보를 접하게 되고, 그때마다 뇌는 새로운 시냅스를 형성한다. 집에만 틀어박혀있으면 새로운 정보를 접하기 어렵고, 인지예비능은 고갈되어간다. 멍하게 있다 보니 멍한 사람이 되는 것이다. 운동을 해서 자극을 주어야 근육이 자라는 것처럼, 뇌도 자극이 필요하다.

## 하루 한 번, 뇌를 깨우는 습관

의사면허증을 받았다고 해서 공부가 끝나는 것은 아니다. 매년 새로운 연구결과가 쏟아져 나오기 때문에 학회를 찾아다니며 최신의 의학정보를 습득해야 한다. 저명한 교수가 진행하는 강의를 듣고 있노라면, 그때만큼은 모든 걸 다 이해하는 것처럼 느껴진다. 하지만 강의를 듣고 집으로 돌아가는 버스 안에서 문득 이런 생각이 든다.

'오늘 강의는 참 좋았던 것 같아. 그런데, 무슨 내용이었지?'

강의를 들을 때만 해도 고개를 끄덕이며 동조했던 내용들인데, 막상 강의가 끝나고 나면 잘 생각나지 않는다. 집에 돌아와서 강의록을 살펴보다 보면 그제야 하나둘씩 기억이 떠오른다. 왜 그럴까?

강의의 내용들이 단기기억에서 장기기억으로 공고화되지 않은 것이다. 다 기억한다고 생각하고 있었지만, 새롭게 만들어진 기억의 시냅스들은 단단하게 여물지 않아 쉽게 사라지고 만다.

하지만 강의를 들으면서 메모를 하면 강의내용이 머릿속에서 쉽게 사라지지 않는다. 강의가 끝난 후 집에 돌아와서 강의록을 살펴보며 내용을 글로 정리하면 더욱 기억이 강화된다. 반복된 자극은 시냅스의 세기를 강화하고, 새로운 시냅스로 상호 연결되면서 장기기억이 견고해진다.

우리는 많은 경험을 하지만 그 경험들은 단기기억에 잠시 머물다 사라진다. 그것은 나의 기억이 아니다. 인지예비능에도 도움이 되지 않는다. 하지만 메모를 하고 정리를 하는 순간 나의 대뇌피질에서 시냅스를 형성하며 장기기억이 된다.

그렇다면 기억의 공고화는 언제 하는 것이 좋을까? 하루를 마무리하는 시간을 갖는 것을 권한다. 자기 전도 좋고, 가족과 함께 하는 저녁식사 시간도 좋다. 오늘 있었던 일을 이야기해보자. 들어줄 사람이 없으면 혼잣말도 좋다. 말의 힘은 생각보다 강력해서, 머릿속에 있던 내용을 이야기하는 것만으로도 우리의 뇌에 큰 자극을 준다. 일기를 쓰는 것도 좋다. 하루에 한 가지만이라도 새롭게 습득한 지식이나 지혜가 있다면 대뇌피질에 차곡차곡 쌓이면서 인지예비능을 늘려줄 것이다. 뇌를 건강하게 유지하는 첫걸음이 바로 여기에 있다.

# 메멘토

(이 글은 영화 내용에 대한 스포일러를 포함하고 있습니다.)

　이 영화는 치매를 주제로 한 영화는 아니다. 단기기억상실증이 있어 수분이 지나면 방금 했던 일을 기억하지 못하는 한 남자의 이야기다. 양측 내측두엽을 절제한 후 단기기억 장애가 발생했던 H.M을 모티프로 했다는 이야기도 있다.

　전직 보험수사관인 레너드는 아내가 강간당하고 살해된 충격으로 단기기억상실증에 걸린다. 그의 기억은 10분을 넘기지 못하고 사라진다. 기억을 남기기 위해 그는 메모를 하고, 중요한 정보는 몸에 문신으로 새긴다.

　영화의 시작은 알 수 없는 사진으로부터 시작된다. 영상은 거꾸로 돌아가고, 영화의 흐름도 과거로 거슬러 올라가며 단편적인 에피소드의 연속으로 이루어진다. 자신의 메모로 과거를 기억하려 하지만, 폴라로이드 사진과 두 줄짜리 메모만으로는 앞뒤 상황을 알 수 없다. 그는 자신의 몸에 새긴 문신의 정보와 폴라로이드 사진의 메모를 끼워 맞춰 추론해나가는데, 당연히 항상 옳지는 않다.

영화 초반부에 그는 헐렁한 슈트와 셔츠를 입고 나온다. 그리고 보험수사관에 어울리지 않는 스포츠카를 몰고 다닌다. 왜 저렇게 어울리지 않는 옷을 입고 다니는지 의문스러운데, 영화 후반부에 가면 자신의 옷과 차가 아니라 다른 사람에게서 뺏은 거라는 것을 알 수 있다. 하지만 그는 그 어울리지 않는 옷에 대해 의심을 하지 않고, 아내의 보험금으로 차를 샀을 거라고 추론한다. 영화는 갈수록 혼란스러워지는데, 사실 레너드는 1년 전에 이미 범인 존 G를 살해해 복수에 성공했음에도 불구하고, 그 사실을 기억하지 못해 계속 존 G를 찾아다니는 것이었다.

비록 치매에 의한 증상은 아니지만, 레너드의 행동은 치매환자들의 행동과 매우 유사하다. 그들은 단기기억을 장기기억으로 저장하는 능력이 떨어져있다. 따라서 레너드처럼 수분이 지나면 했던 일을 잊어버린다. 방금 들었던 것을 못 들었다 하고, 방금 밥을 먹고도 또 밥을 먹는 이유가 여기에 있다. 또한 자신이 가지고 있는 정보 내에서 합리적인 결론을 내리려 한다. 창고에 두었던 삽이 없어졌다면 그것이 왜 없어졌는가를 생각하게 되고, 옆집 사람이 가져가지 않았을까 하는 결론을 내리게 되는 것이다. 그래서 옆집에 가서 삽을 왜 훔쳐갔느냐고 난리를 피우게 된다. 탁자에 올려놓은 돈이 사라졌다면 며느리가 가져갔을 거라 생각하고 며느리에게 욕을 한다. 마치 레너드가 잘못된 추론에 의해 테디를 죽이게 되는 것처럼 말이다.

치매환자의 기억장애를 이해하기 힘들다면 이 영화를 추천한다.

영화를 보다 보면 왜 그렇게 행동하는지 이해가 될 것이다. 또한, 영화를 보는 내내 자신의 머리 또한 혼란스러울 텐데, 정작 그 증상을 직접 겪고 있는 환자는 얼마나 혼란스러울지 간접적으로 느낄 수 있는 계기가 될 것이라 생각한다.

치매 예방을 위한 두뇌성형

# PART. 3

# 이런
# 사람들이
# 치매에
# 걸리기
# 쉽다

## 건망증으로만 생각했는데

기억이 깜박거리는 사람은 너무나 흔하다. 주차장에 내려와서 차 문을 열려고 하는데 키를 안 가져왔거나, 핸드폰을 어디에 두었는지 깜박하는 일은 대부분의 사람들이 경험하는 일이다. 스트레스나 과로 상태, 혹은 졸리거나 피곤해 집중력이 떨어졌을 때 흔히 겪는 일이라 대수롭지 않게 여기고 지나쳤을 것이다. 물론 대부분 일시적이기 때문에 큰 걱정을 할 필요는 없다.

다만 이러한 건망증이 계속 반복된다면 이야기가 다르다. 뇌세포와 그 연결고리의 파괴가 일어나고 있을지도 모른다. 우리는 이러한 것을 '경도인지장애'라고 부른다.

경도인지장애란 '인지기능의 장애가 있으나 일상생활에는 큰 불편함이 없고 치매라고 할 정도까지는 아닌 상태'를 뜻한다. 기억력이 떨어져 깜박거리지만 일상생활을 하거나 이웃과 지내는 데 특별히 문제가 없는 사람들이다. 검사를 해보면 인지능력이 나이에 비해 떨어져있지만, 생활에 불편함이 없기 때문에 치매라고 할 수는 없다. 이렇게 정상과 치매의 사이에 존재하는 회색지대가 바로 경도인지장애다.

경도인지장애 환자의 상당수는 알츠하이머 치매로 진행된다. 매년 10~15%의 경도인지장애 환자가 치매에 걸린다. 그리하여 6년 후에는 80%의 환자가 치매로 발전한다. 기억력 장애는 천천히 진행되기 때문에 같이 사는 가족은 그 변화를 잘 눈치 채지 못하는 경우가 많다. 건망증인 줄만 알고 있다가 나중에야 뭔가 이상한 것을 느껴 병원에 오면, 이미 인지저하가 많이 진행되어 있는 경우가 허다하다.

예전에 비해 깜박거리는 일이 잦아졌다면, 무언가 문제가 있는 것이다. 그것이 스트레스나 과로처럼 가볍고 일시적인 일이라면 다행이지만, 건망증이 지속된다면 가볍게 여길 일이 아니다. 경도인지장애가 치매의 위험신호라면, 건망증은 경도인지장애의 위험신호다.

## 매일 같은 음악을 들으세요?

나의 부모님 세대는 뽕짝의 시대에서 살았다. 아버지의 차에서는 트로트 메들리가 흘러나왔다. 「가요무대」에는 트로트 가수들이 그득했고, 간드러지는 목소리에 꺾기가 넘나드는 노래들만 나왔다. 나이가 지긋한 부장님과 노래방에 가면 매번 뽕짝만 부르셨다. 도대체 이런 노래들을 왜 좋아하시는지 이해할 수 없었다. 물론 매력은 있지만 찾아서 듣고 싶은 정도는 아니었다.

내 또래의 소울음악은 1990년대부터 2000년대 사이의 발라드와 댄스뮤직이다. 요즘 노래처럼 세련되지는 않지만 감미로운 멜로디와 가사는 아직까지도 내 가슴을 두근거리게 한다. 최신 아이돌 음악도 좋지만 서태지와 아이들, 듀스, 클론, 자우림, 신승훈의 노래는 그들만의 매력이 있다. 가끔 들으면 기분이 좋아진다. 노래방에 가면 매번 부르는 노래가 '파일럿', '너만을 느끼며', '하늘을 달리다', '매직 카펫 라이드' 등 밀레니엄 갬성이 담긴 노래들이다.

이런 이야기를 요즘 젊은이들이 들으면 아재라고 놀릴 것이 분명하다. 그들이 좋아하는 음악은 나와 전혀 다를 테니까. 어쩌면 멀지 않은 미래에 그들이 나를 보며 "도대체 그런 노래는 왜 좋아하세요?"라고 말할지도 모른다.

나이가 들면 익숙한 것을 선호하게 된다. 젊을 때에는 새로운 음악에 빠지는 것도 좋아하고 한 가수의 노래를 전부 외울 정도로 심취하기도 한다. 하지만 나이가 들면 변화를 부담스러워하게 된다. 점점 최신가요에 대한 관심이 적어지고, 옛날 노래만 듣게 된다.

취미도 마찬가지다. 젊을 때는 새롭고 재미있는 취미를 찾아다녔는데, 새로운 것을 배우는 것이 귀찮아서 매번 하던 취미생활만 지속하거나, 그나마도 귀찮아서 하지 않는 사람들이 있다.

"요즘 들어 의욕이 없어요. 하고 싶은 것도 없고 다 귀찮아요."

새로운 정보와 새로운 지식, 새로운 사람과의 만남을 꺼리게 되는 것은 사회적 위축을 뜻한다. 나이가 들면서 자연스럽게 발생할 수 있는 증상이지만, 관심 있게 보아왔던 취미들이 갑자기 시들해졌다면 전두엽이 게을러졌다고 볼 수 있다. 아니 땐 굴뚝에 연기가 날 리는 없다. 그렇다면 도대체 전두엽이란 무엇일까? 왜 전두엽이 게을러지면 의욕이 떨어지는 걸까?

치매 예방을 위한 두뇌성형

## 의욕부진은 뇌가 일을 하지 않는다는 뜻이다

전두엽에 대해 좀 더 자세한 이야기를 해 보자. 전두엽은 뇌의 이마 위, 즉 앞부분에 해당한다. 전두엽 중 안쪽의 내측전두엽, 바깥쪽의 배외측전전두엽, 안와 바로 위에 있는 안와전두엽 등이 치매 증상에 중요한 역할을 한다. 내측전두엽은 동기부여와 행동의 시작, 유지에 관여하며 배외측전전두엽은 집행기능, 계획수행, 융통성, 추상적 사고 등을 담당한다. 그리고 마지막으로, 안와전두엽은 충동을 억제하고 위험을 감지하는 역할을 한다.

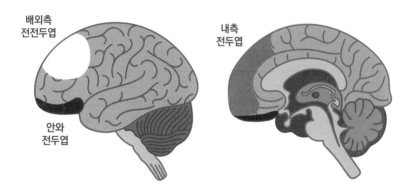

내측전두엽의 기능을 쉽게 표현하자면, 의욕이다. 무언가를 열심히 하려는 마음가짐과 열정이 내측전두엽에 담겨있다. 매사에 열심이고 새로운 일을 찾아다니는 사람은 내측전두엽이 발달했다고 볼 수 있다. 반대로, 내측전두엽의 기능이 떨어지면 만사가 귀찮고 아무것도 하기 싫어진다.

극단적인 내측전두엽 장애의 대표적인 예가 전대뇌동맥경색이다. 내측전두엽에 혈액을 공급하는 전대뇌동맥이 막히는 경우 내측전두엽이 손상되게 되는데, 이때 나타나는 증상 중 하나가 의지 상실이다.

최지훈(가명) 씨는 작은 사업을 하던 의욕적인 사람이었다. 그를 외래로 데려온 아내는 "남편이 바보처럼 변했어요."라고 말했다. 하루 종일 멍하니 있고 뭘 물어봐도 대꾸조차 하지 않으려 했다. 진찰해보니 왼쪽 다리에 약간 마비가 있었다. 말을 하지 못하는 건 아닌데, 내 질문에 관심이 없었고, 다리가 마비된 것에도 큰 걱정을 하지 않았다. 남의 일처럼 시큰둥했다. 의식은 명료한데 눈만 멀뚱멀뚱 뜨고 있을 뿐 아무것도 하지 않으려 했다.

뇌 MRI를 찍어보니 우측의 전대뇌동맥경색이었다. 내측전두엽이 손상되어 의욕이 사라지고 멍하게 된 것이다. 입원하여 치료를 하는데 심지어 밥을 먹으려는 의지조차 부족했다. 의욕이 없다 보니 재활치료도 쉽지 않았다.

알츠하이머 치매환자는 전두엽과 측두엽의 위축이 심하기 때문에 비슷한 증상이 나타나기도 한다. 집에 가만히 틀어박혀서 아무것도 하지 않으려 한다. 씻는 것조차 잊어버려 진료실에 들어오면 냄새가 진동한다. 끼니때가 되면 음식을 만들어 밥상을 차려야 하는데 그마저도 귀찮아한다. 보다 못한 자식들이 반찬을 해서 냉장고에 넣어주고 가도, 다음에 가보면 그대로 상해있기 일쑤다.

의욕부진은 뇌가 일을 하지 않는다는 뜻이다. 치매 분야 명의이신 나덕렬 교수님의 저서 『앞쪽형 인간』에는 전두엽을 CEO에 비유한 표현이 있다. 내게는 이 비유가 참 멋지게 느껴졌다. 전두엽은 뇌의

CEO이자 사람 그 자체의 CEO다. CEO가 사라진 회사는 우왕좌왕할 수밖에 없고, 새로운 사업을 시작하지 못한다. 의욕이 떨어지고 있다면 당신의 뇌에서 일하는 CEO가 근무태만을 하는 것은 아닌지 의심해봐야 한다.

뇌는 변하지 않으면 퇴화한다. 새로운 노래에, 새로운 취미에 관심을 갖지 않으면 뇌는 그 상태 그대로 머물다 점점 기능이 떨어져갈 것이다. 뇌는 새로움을 원한다. 새롭게 변하지 않으면 그대로 옛날 뇌가 되어버리는 것이다.

## 은둔형 외톨이는 위험하다

90년대 일본에서 '히키코모리'가 사회적 문제로 대두된 바 있다. 히키코모리란 '6개월 이상 집에 틀어박혀 밖에 나가지 않으면서 외부 접촉을 극단적으로 피하는 사람'을 뜻한다. 히키코모리라 하면 왠지 집안에 틀어박혀 애니메이션만 보는 오타쿠를 떠올리게 된다.

우리말로는 '은둔형 외톨이'라고도 하는데 '은둔'이라는 단어가 부정적이면서도 일부는 긍정적인 의미를 담고 있기에(은둔 고수 등), 은둔형 외톨이라 함은 오타쿠의 이미지보다는 그저 집에 있는 걸 좋아하는 '집순이' 혹은 '집돌이'를 뜻할 때가 많다. '이불 밖은 위험해!'라며 집에 있는 것을 좋아하는 사람들인데, 물론 집에서 충분히 휴식을 취하는 것도 좋지만 뇌에는 그리 썩 좋은 생활방식이 아니다.

뇌는 상호작용을 통해 자극을 받는다. 그에 대한 내용은 2장에서 설명한 바 있다. 새로운 자극을 만날수록 뇌는 새로운 시냅스를 형성하고, 변화한다.

집에 틀어박혀 있으면 뇌가 자극을 받지 못한다. 물론 집안에서도 뇌를 자극하는 요소가 있을 수 있다. TV를 보고 애니메이션을 보고 게임을 하고 요리를 할 수도 있다. 하지만 상호작용이라는 면에 있어서 사람을 만나는 것만큼 좋은 것은 없다. 탁구를 치듯 감정과 지식이 왔다 갔다 하면서 자극을 받아야 하는데, 일방적으로 받아들이는 정보는 뇌를 변화시키기에는 부족하다.

뇌는 변화를 원한다. 인지의 측면에서는 '이불 밖은 위험해!'가 아니라 '이불 속은 위험해!'라고 해야 하지 않을까. 적절한 자극을 지속적

으로 받아들여야만 뇌가 변화한다. 두뇌성형을 위해 이불을 떨쳐내야
한다.

## 꼰대 소리를 들어요

전두엽에 있어 또 한 가지 주목할 부분이 바로 안와전두엽이다. 안와전두엽은 충동을 억제하고 위험을 감지하는 역할을 한다. 즉, 우리의 본능을 자제시키고 주변을 살피게 해준다는 뜻이다. 만약 안와전두엽이 손상되면 어떻게 될까?

치매 중에는 전두측두치매라는 것이 있다. 말 그대로 전두엽과 측두엽의 손상이 조기에 나타나는 치매다. 전두엽 중 안와전두엽이 손상되면 본능을 억제할 수 없기 때문에 하고 싶은 대로 행동하게 된다.

남에게 솔직하게 대하는 것은 좋은 일이지만, 때로는 돌려 말하거나 참아야 하는 경우도 있다. 그것이 바로 배려다. 하지만 안와전두엽이 손상된 사람은 돌려 말할 줄을 모르고 직선적으로 말한다. 남의 허물이나 기분이 나쁠 만한 이야기를 면전에 대고 이야기한다. 요즘에는 배려가 없는 것을 '솔직하다'라는 허울로 포장하여 자랑스럽게 말하는 사람이 있다. 이른바 팩트폭력을 가하는 사람들이다. 안와전두엽 기능 저하가 의심된다.

전두측두치매 환자는 공격성을 제어하는 능력이 떨어져 조금만 기분이 상하면 욕을 하고 폭력을 사용한다. 홈쇼핑을 끊지 못하고 물건을 계속 사들이기도 한다. 특별히 필요하지도 않은 물건들을 계속 주문해서 현관에 택배상자가 쌓인다. 결국 참다못해 배우자가 환자를 끌고 병원에 오게 된다.

더 곤란한 것은 성적인 행동이다. 우리는 매력적인 이성을 보아도 바로 성적인 행동을 하려 하지 않는다. 그것이 범죄라는 것을 알기 때

치매 예방을 위한 두뇌성형

문이다. 하지만 안와전두엽이 손상된 사람은 성욕을 제어하지 못하기 때문에 저질스러운 농담 또는 성적인 행동을 한다.

내가 진료했던 치매환자 중에도 성적인 행동을 하는 사람이 있었다. 간호사가 혈압을 재러 오면 엉덩이를 만지고, 간병인이 도와주러 오면 가슴에 손을 넣었다. 예전엔 점잖았던 교장선생님이 치매에 걸린 후로는 만나는 여자마다 하룻밤을 같이 보내자고 추파를 던지기도 했다. 간호사 앞에서 바지를 내려 성기를 만지고, 가끔은 자위도 했다.

배외측전전두엽은 집행기능, 계획수행, 융통성, 추상적 사고 등을 담당하는데, 이곳의 기능이 떨어지면 융통성을 발휘하지 못해 고집이 세지고 화를 잘 내게 된다. 흔히 말하는 꼰대가 되는 것이다. "라떼는 말이야~" 하면서 커피머신이 되는 순간, 이미 전두엽은 점점 일을 하지 않게 되었음을 깨달아야 한다.

이미 꼰대 소리를 듣고 있다면 더 이상 젊은 시절의 말랑말랑한 뇌가 아닌, 에누리 없이 고지식한 뇌가 되었다는 뜻이다. 이미 위험지역에 발을 들인 것이다. 두뇌성형을 통해 예전의 뇌로 돌아가야 한다.

## 귀에 금이 있어요

"제가 귀에 금이 있거든요."

꽤 오래전의 일이다. 환자가 진료실에 들어와서는 대뜸 귓불을 내밀었다. 당황해 환자의 귓불만 멍하니 바라보며 '도대체 나에게 원하는 것이 무엇일까?' 하고 마음속으로 고민했다. 지금까지 읽은 신경과 전공서적에는 귓불에 금이 간 것에 대한 내용이 전혀 없었기 때문이었다.

"귀에 금이 있으면 치매에 잘 걸린다는데, 맞나요? 그게 걱정돼서 왔어요."

TV의 몇몇 프로그램에서 '귓불에 주름이 있으면 치매에 걸릴 확률이 높다.'는 내용의 방송이 나왔다는 것이다. 과연 귓불에 주름이 있으면 치매에 잘 걸릴까? 결론부터 말하자면, 치매에 걸릴 확률이 높은 것은 사실이다.

귓불에는 주름이 없는 것이 일반적이지만, 귓불을 가로지르며 사선으로 금이 그어져 있는 사람들이 있다. 이러한 귓불 주름을 '프랭크 징

후'라고 부른다. 1973년에 프랭크(Sanders T. Frank)가 발표한 연구로부터 유래하였는데, 20명의 환자 케이스를 통해 귓불 주름과 심혈관질환의 연관성을 제시하는 내용이었다. 이후 몇몇 연구가 이어졌다.

2017년 한 논문에서는 귓불 주름이 있으면 뇌졸중이 발생할 확률이 높다는 내용이 실렸다. 급성 뇌경색으로 내원한 18세 이상의 환자 241명을 대상으로 하여 귓불 주름을 확인해본 결과 일과성 뇌허혈 환자의 73.2%에서, 뇌경색 환자의 88.6%에서 귓불 주름이 발견됐다. 급성 뇌혈관질환 환자의 78.8%에서 귓불 주름이 있었다는 것이다.

국내에서 진행된 연구도 있다. 경희대병원과 삼성서울병원에서 정상인 243명 및 인지장애 환자 471명을 대상으로 한 연구 결과 귓불에 주름이 있는 사람은 없는 사람보다 치매 위험이 약 2배 높았다. 또한 인지장애 환자의 약 60%에서 귓불 주름이 관찰됐다.

왜 귓불 주름이 치매 및 뇌혈관질환의 예측인자가 되는 것일까? 몇 가지 가설이 제시되었는데, 귓불의 혈액순환장애로부터 뇌혈류 장애를 유추할 수 있다는 의견이 있다. 탄력섬유의 변성을 의심하기도 한다. 귓불 주름이 있는 사람은 대뇌백질변성이 정상인에 비해 심했으며, 알츠하이머 치매의 원인인 베타아밀로이드 양성률 또한 높았다.

귓불 주름이 심혈관질환 및 뇌혈관질환과 밀접한 관계가 있다는 것은 여러 논문을 통해 확인할 수 있다. 아직 정확한 기전이 밝혀지지는 않았고 귓불에 주름이 있다고 해서 모두 뇌혈관질환, 심혈관질환, 치매에 걸리는 것은 아니겠지만, 미리미리 조심할 필요가 있다.

## 여자라는 이유만으로

노인병원에는 당연히 남자 병실과 여자 병실이 따로 있다. 그럼 그 비율은 어떨까? 남녀 비율이 1대 1이니까 반반일 거라 생각하겠지만, 실제로는 여자 병실이 7할이고 남자 병실이 3할이다. 여자 환자의 비율이 훨씬 높다. 여자 병실은 많다보니 자리가 쉽게 나 입원과 퇴원이 용이했는데, 남자 병실은 적정 인원이 맞춰져야 병실을 열 수 있어서 입원을 위해 대기해야 하는 경우가 종종 있었다.

어느 정도의 차이는 있겠지만 알츠하이머 치매의 경우 여자가 남자보다 2배 더 잘 걸린다. 여자라는 이유만으로 치매에 걸려야 한다니, 참 억울한 일이 아닐 수 없다.

여성이 알츠하이머 치매에 잘 걸리는 이유에 대해서는 의견이 분분하다. 일단 여성이 남성보다 수명이 길다. 수명이 길다는 것은 그만큼 치매에 걸릴 가능성이 높아진다는 뜻이 된다. 교육수준이 낮은 사람은 치매에 걸릴 확률이 높은데, 1950~1960년대만 해도 여성에게 교육의 기회가 평등하게 주어지지 않았던 때라 제대로 교육을 받지 못한 여성인구가 많았던 탓도 있을 것이다.

예전에는 대부분 남자가 밖에 나가서 사회생활을 하며 일을 하고, 여자는 집안을 돌보는 역할을 했다. 따라서 인지예비능이 축적될 기회를 많이 놓치기도 했을 것이다. 또한 여성호르몬인 에스트로겐이 신경세포를 보호하는 역할을 하는데, 폐경 이후 감소한 에스트로겐 때문에 신경세포가 빠르게 손상되었을 수 있다.

최근에는 여성의 사회활동이 많이 늘었고, 교육의 기회도 대략 평등

치매 예방을 위한 두뇌성형

해졌기에 내가 노인이 될 즈음에는 알츠하이머 치매의 남녀 비율 차이가 다소 줄어들지도 모르겠다. 게다가 남자는 뇌혈관질환 등에 의한 혈관성 치매의 발생 확률이 여성보다 높은 편이라, 전체 치매의 비율은 비슷해질 수도 있다. 하지만 아직까지는 여성이 치매에 걸릴 확률이 높은 것은 사실이다. 더 조심할 필요가 있다.

## 위암 수술을 받으면 치매에 잘 걸린다고요?

위암은 초기에 발견하면 수술을 통해 완치가 가능한 질환이다. 그런데 치료를 위해 위절제술을 받은 사람들이 치매에 잘 걸린다고 한다. 국내에서 연구된 2019년 논문에 그와 관련된 내용이 실렸다. 위암으로 위전절제술을 받은 환자는 정상인보다 알츠하이머 치매 위험이 30% 높게 나타났다. 다만, 비타민B12를 꾸준히 보충한 환자는 치매 발병 위험이 낮았다.

아마도 비타민B12의 결핍 때문이 아닐까 생각된다. 위를 제거하면 비타민B12의 섭취가 힘들어지기 때문이다. 비타민B12는 위벽에서 분비되는 내인자와 결합하여 회장에서 흡수된다. 그런데 위절제술을 받은 사람은 내인자의 분비가 적으므로 비타민B12를 흡수하지 못하게 된다.

비타민B12가 결핍되기 쉬운 사람이 또 있는데, 바로 채식주의자다. 요즘은 채식주의자가 많이 늘어 비건을 위한 쿠킹 클래스나 비건을 위한 식당도 꽤 많아졌다. 채식주의자는 육류로부터 얻을 수 있는 일부 영양소 섭취가 부족할 수 있는데, 그 중 하나가 바로 비타민B12다. 위절제술을 받은 사람은 비타민B12를 흡수하지 못해 결핍이 일어나지만, 채식주의자는 비타민B12를 공급받지 못해 결핍이 생긴다. 왜냐면 비타민B12는 소고기, 닭고기, 조개, 연어, 고등어, 달걀, 우유 등 동물성 식품에 주로 존재하기 때문이다.

채식주의는 육류나 계란, 우유 등의 섭취에 따라 종류가 다양하다. 비타민B12는 알까지 허용하는 오보(Ovo vegetarianism)나 유제품을 허용하는 락토(Lacto vegetarianism)까지는 섭취가 가능하나, 모든 동물성 식품을 거부하는 비건(Vegan)은 섭취가 힘들다. 따라서 비건은 주의할 필요가 있다.

채소 중에 비타민B12를 함유한 것이 있다면 좋으련만, 아쉽게도 대체할 수 있는 식품이 많지 않으니 식단을 잘 관리하여 비타민B12가 부족하지 않도록 해야 한다. 김에 비타민B12가 포함되어 있으니 식단에 김을 넣어보는 것도 좋겠다.

# 빈혈이 있으면 치매가 온다

　빈혈을 호소하는 사람들이 많다. 빈혈의 원인도 참 많다. 가장 흔한 철결핍성 빈혈이 있는가 하면 과다월경, 비타민B12 부족, 만성질환 등 여러 가지 질환에 의해 발생한다. 빈혈은 자체로도 어지럼증과 피로, 무기력 등의 증상을 발생시키지만 그 외에도 많은 질환을 일으킬 수 있는데, 그중 하나가 바로 치매다.

　2019년 국내 연구팀에 의해 발표된 논문에 따르면 빈혈이 있는 사람은 빈혈이 없는 사람보다 인지장애의 위험성이 51% 높았고, 특히 알츠하이머 치매는 91%까지 위험성이 높았다. 매우 흔한 질환인 빈혈이 이렇게까지 치매의 위험성을 높인다니, 정말 놀라운 일이 아닐 수 없다.

　빈혈이 치매를 일으키는 기전에 대해서는 아직 명확하게 밝혀지지는 않았으나, 여러 가지 가설이 제시되고 있다. 만성적인 뇌허혈과 산소 부족이 베타아밀로이드의 축적을 가속화시켜 인지저하를 일으킬 수 있고, 빈혈이 대뇌백질변성과 뇌위축을 유발한다고 보기도 한다. 철분 결핍은 뇌의 신경전달물질의 대사와 기능을 저해할 수 있으며, 비타민B12와 엽산 부족으로 인해 치매가 발생하기도 한다.

　빈혈이 있어도 당장 크게 불편하지 않다는 이유로 치료를 게을리하는 분이 계신데, 빈혈은 하루 속히 치료해야 하는 질환이다. 꼭 원인을 찾아 교정해야 치매를 예방할 수 있다.

# 몸이 아프면 뇌도 아프다

치매 약을 한 달 치 타간 환자의 보호자가 두 달 만에 외래에 찾아왔다. 왜 이렇게 늦게 오셨냐고 물으니 한숨을 푹 쉰다.

"두 달 전에 되게 추웠던 날 있잖아요. 잠깐 밖에 나가셨다가 얼음판에 미끄러져서 고관절이 골절됐지 뭐에요. 대학병원에 가서 수술을 하고 퇴원했는데, 그 이후로 상태가 너무 나빠졌어요. 엉뚱한 이야기도 하고 짜증도 부리시고…. 오늘도 함께 병원에 가자고 말씀드렸는데, 도무지 막무가내여서 어쩔 수 없이 저만 왔어요."

나도 한숨이 나왔다. 치매환자의 상태가 갑자기 나빠지는 이유 중 상당수가 바로 골절이다. 다리가 골절됐는데 왜 치매가 나빠지느냐고 묻는 분이 계실 것이다. 우리의 몸은 뇌 따로 다리 따로 레고블럭처럼 맞추어진 것이 아니다. 서로 연결되어있는 유기체이고, 하나의 병은 다른 곳에 영향을 미친다.

골절의 병리학적 영향을 차치하고라도, 일단 고관절에 골절이 생기면 거동이 힘들어진다. 당연히 운동량은 적어지고 근육의 힘이 저하된다. 누워서 생활을 하다 보니 입맛이 없고 식사량도 줄어든다. 소화도 잘 되지 않고 점점 기력이 떨어지게 된다. 외부로부터 고립되니 뇌는 자극을 받지 못하고 멍하게 천장만 바라보며 하루를 지내게 된다.

만약 입원이라도 하게 되면 낯선 환경에 노출되어 섬망이 생기기도 한다. 수술을 하는 동안 발생하는 크고 작은 혈류학적 변화는 일시적으로 뇌에 충분한 산소를 공급하지 못할 수도 있다. 골절과 수술의 통증은 뇌에 스트레스 자극을 주고 각종 호르몬의 작용은 미묘하게 뒤

틀린다.

이런 상황이 주어진다면 인지상태가 멀쩡한 것이 이상하게 느껴질지도 모른다. 나는 어지럼증 환자가 주의할 점은 '넘어지지 않는 것'이고, 치매환자가 주의할 점은 '아프지 않는 것'이라고 생각한다. 일주일이면 나을 어지럼증 환자가 순간적인 어지럼증을 제어하지 못해 넘어져 골절이 생기면 석 달을 앓게 된다. 치매환자가 다른 질환으로 아프면 인지능력은 금세 떨어진다. 감기만 걸려도 확 달라진다.

일본에서는 거동이 불편한 환자의 집을 고쳐주는 사업을 하고 있다. 가장 문제가 되는 것이 바로 문턱이다. 일본의 집 중에는 문턱이 높아 발이 걸리기 쉬운 곳이 있다. 일본 정부는 이런 집의 문턱을 없애고 복도나 목욕탕, 화장실 등에 손잡이를 만들어 환자가 넘어지지 않게 해주는 리모델링 공사를 무료로 해주고 있다. 나는 이 정책이 매우 유용하다고 생각한다. 요양병원에 입원할 환자를 집에서 생활할 수 있게 하여 국가의 재정 지출을 낮추는 효과는 물론, 골절사고가 반복되어 발생하는 것을 상당 부분 줄일 수 있을 거라 생각되기 때문이다.

집에 치매환자가 있다면 환자의 동선도 생각해야 한다. 잠재된 위험에 주의를 기울이지 않으면 낙상 사고가 발생하기 쉽다. 그 작은 넘어짐 하나가 골절이 되어 평생 침상에서 일어나지 못하고 훗날 사망까지 이르는 경우를 종종 보아왔다.

몸이 아프면 뇌도 아프다. 몸이 아프면 없던 치매도 생기게 된다. 이런 노래 가사도 있지 않은가. 행복하자~ 아프지 말고~.

## 전문가는 전문적으로 부족하다

의사로 살다 보면 곤란할 때가 꽤 있다. 의사니까 모두 다 알 거라는 생각을 하는 것이다. 신경과 분야야 얼마든 대답해줄 수 있지만 갑자기 안과 질환을 물어보면 당황할 수밖에 없다. 한번은 환자가 스마스 안면거상술을 했는데 안면마비가 왔다며 외래에 찾아왔다. 안면거상술이 뭔지는 알겠는데, 스마스 안면거상술이 어떤 건지는 정확히 몰랐다. 신경과에 찾아오는 환자 중 성형수술을 상담하는 사람은 극히 적었기 때문이다. 이럴 땐 어쩔 수 없다. 성형외과를 개원하고 있는 동기에게 전화하는 수밖에.

한번은 예비군 훈련을 받으러 갔는데, 한 퇴역장교가 자신이 허리가 아파서 MRI를 찍었는데 어떤 시술을 했고 무슨 수술을 해야 한다고 들었다며 나에게 자문을 구했다. 허리 MRI를 직접 본 것도 아니고 어떤 수술을 이야기하는 것인지 알 수 없는데다, 섣불리 이야기를 했다가 괜한 혼선을 빚을 수도 있을 것 같아 "허리 수술은 제 분야가 아니라 잘 모르겠습니다."라고 했더니 어이없다는 표정을 지으며 "의사 아니야?"라고 물어보는 통에 도리어 내가 어이를 상실한 적도 있다.

모든 것을 알고 있는 사람은 없다. 그렇기 때문에 '전문가'라는 것이 생겼다. 어느 한 분야를 매우 박식하게 깊이 알고 있는 사람을 뜻하는 말이다. 세상 모든 것을 다 알 수는 없으니 한 분야라도 정확히 알아보자는 의도다. 그런데 전문가 중에는, 자신의 분야 외에는 의외로 상식이 부족한 사람들이 많다. 학회에서 강의도 많이 하고 논문도 많이 쓰는 저명하신 교수님은 뭐든 다 알 것 같지만 정작 최근 유행하는 걸그

룹 이름도 잘 모른다. 의학도 마찬가지다. 의사는 기본적인 의학 지식을 가지고 있지만, 자신의 전문분야가 아니면 잘 모르는 것도 많다. 그래서 대학병원에서는 협진을 한다. 자신이 잘 모르는 분야를 다른 전문가에게 의뢰하는 것이다.

전문가는 전문적으로 부족한 사람이다. 지식을 그림으로 표현한다면 압정 같은 사람이다. 한 곳으로만 뾰족할 뿐 다른 방면은 깊이가 없다. 전문가를 전문바보라고 부르는 이유가 따로 있는 게 아니다. 그런데, 이렇게 하나의 분야에만 전문적인 것은 뇌에 있어서는 딱히 좋지 않다. 뇌의 여러 부위가 복합적으로 발달해야 하는데, 지나치게 편향적이기 때문이다.

전문지식 외에도 취미생활을 권유하는 이유가 여기에 있다. 하나를 깊게 파는 것도 좋지만, 뇌는 넓게 사용해야 한다. 그래야 뇌가 건강해진다. 실제로 내가 진료했던 환자 중에는 은행 지점장, 교장선생님 등 지식이 풍부한 전문가도 많았다. 그들이 교육을 제대로 받지 않아 치매에 걸렸다고 생각하지는 않는다. 전문가도 좋지만 다방면에 박식한 사람이 되는 것도 나쁘지 않다. 여러 분야에 관심을 갖는 것이 뇌에 도움이 될 수 있다.

## 디지털 치매를 아시나요?

누군가의 전화번호를 물으면 당황하게 된다. 번호가 스마트폰에 저장되어 있으니 외울 필요가 없기 때문이다. 물론 나와 아내의 전화번호야 외우고 다니지만 같이 일하는 직장 동료의 전화번호는 글을 쓰는 이 순간에도 기억이 나지 않는다. 아예 외울 생각조차 안했던 것 같다.

SBS 출발 모닝와이드 「74세, 암기 왕 할머니」 편에 출연한 적이 있다. 동네 사람들의 전화번호를 다 외우는 할머니에 대한 이야기였는데, 정말 신기할 정도로 암기력이 좋았다. 할머니의 기억력이 좋은 것은 아마도 메모를 열심히 하고 일기를 써서 계속 뇌를 자극했기 때문이 아닐까 싶다.

디지털 치매라는 말이 있다. 문명이 발달하여 디지털 기기가 발전할수록 딱히 기억을 하지 않아도 되는 것들이 많아졌다. 전화번호야 스마트폰에 다 담겨있으니 외울 일이 없고, 스케줄도 다 저장되어 알람으로 알려주니 신경 쓸 필요가 없다. 친구의 생일이면 어김없이 알람이 뜨고, 외우기 어려운 것은 그냥 스마트폰으로 찍어서 저장하면 된다. 정보가 뇌를 거치지 않고 스마트폰에 저장된다.

이런 상황이 반복되다 보면 뇌는 단기기억을 장기기억으로 전환하려는 노력을 하지 않게 된다. 사용하지 않는 뇌는 퇴화할 수밖에 없다. 뇌에 저장된 게 없으니 디지털 기기가 없으면 정보를 인출할 수도 없다. 디지털 치매다.

핸드폰이 유행하기 전에는 전화번호 수첩이라는 것이 있었다. 주머니에 쏙 들어갈 정도로 작은 수첩인데 ㄱㄴㄷ 순으로 골이 파여져 있어 자음에 따라 전화번호를 쉽게 찾을 수 있게 만들어져 있었다. 사업하는 사람에게는 그 수첩이 보물이나 마찬가지였다. 수첩을 잃어버리는 순간 그동안 쌓아온 인맥이 송두리째 사라지는 것이었으니까.

수첩을 꺼내 자음 순에 따라 전화번호를 찾고 하나하나 보아가며 전화기의 버튼을 누르는 동안 우리의 뇌는 바쁘게 움직인다. 자주 쓰는 전화번호는 자연스럽게 외우기도 했다. 그런 아날로그적인 방식들이 은연중에 뇌를 자극했는데, 이제는 스마트폰에서 이름만 누르면 바로 전화를 걸 수 있으니 중간의 과정이 모두 사라져버렸다. 편리하지만 뇌는 게을러질 수밖에 없는 세상이다.

요즘도 전화번호 수첩을 파나 싶어 검색해보니 아직 제작하는 곳이 있었다. 군대에 가는 애인에게 선물로 준다는 이야기도 들린다. 이제는 그런 특수한 상황에서만 사용되는 물품이 되었나보다. 세상이 디지털화 되는 것은 참 좋은 일이지만, 가끔은 아날로그 때가 그립기도 하다. 아마 뇌도 그때를 그리워하고 있을지 모른다.

치매 예방을 위한 두뇌성형

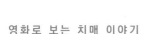

영화로 보는 치매 이야기

# 내일의 기억

(이 글은 영화 내용에 대한 스포일러를 포함하고 있습니다.)

　광고회사에서 능력을 인정받고 있던 사에키는 미팅 약속을 잊어버리거나 같은 물건을 반복해서 사오는 등 예전과 다른 행동을 하게 되고, 병원에서 진료를 받아 알츠하이머 치매 진단을 받는다. 이후 그의 삶은 변해간다. 유능한 광고회사 부장 사에키의 삶은 점점 실수투성이로 변질된다.

　직원들의 이름을 기억하지 못해 명함에 직원의 얼굴을 그려놓는 것은 경험해보지 않고서는 알 수 없는 일일 것이다. 회의를 잊고 길을 잃어버리는 일이 반복되면서 그는 인사이동을 당하게 되고, 결국 사직서를 낸다. 병이 진행되면서 도자기 만드는 것도, 밥을 챙겨먹는 것도 불가능하게 된 그는 아내가 바람을 피운다고 의심을 하고, 감정기복이 심해져 이유 없이 소리치고 화를 낸다. 시간이 흘러 아내마저 잊어버린 그는 점점 증상이 심해져 휠체어에 앉아 지내게 된다.

　치매환자의 증상이 어떻게 진행되고, 그들의 삶이 어떻게 변화되어 가는지에 대해 사실적으로 묘사한 영화다. 사회에서 인정받고 유능했던 사람이 세상으로부터 소외되는 과정을 과장 없이 그려나간다. 아내를 잊어버리는 마지막 장면에서는 가슴이 먹먹하다.

「내일의 기억」은 환자에게 헌신하고 희생하는 아내의 삶과, 비록 드러내어 말하지 못하지만 환자를 간병하면서 느끼게 되는 괴로움을 잘 표현하고 있다.

알츠하이머 치매가 어떤 증상을 보이는지에 대해 딱 하나의 영화를 골라야 한다면, 나는 이 영화를 추천하고 싶다. 치매의 증상에 있어서 가장 잘 묘사한 영화 중 하나가 아닐까 싶다. 하지만 마음 한편으로는, 너무 적나라해서 치매환자나 보호자가 보기에 불편한 마음이 들까봐 걱정이 되기도 한다.

치매 예방을 위한 두뇌성형

# PART. 4

# 인지예비능을
# 축적하자

## 고스톱을 치면 치매에 안 걸리나요?

인지예비능은 뇌세포간의 시냅스를 풍부하게 하여 기억의 연결고리를 강화하는 것이라 이야기한 바 있다. 인지예비능이 발달한 사람은 치매가 늦게 오는데, 이를 위해서는 새로운 경험을 하고 뇌를 자극할 수 있는 지식과 기억을 늘려야 한다. 이번 장에서는 인지예비능을 늘리는 방법에 대해 이야기해보고자 한다.

"고스톱을 치면 치매에 안 걸리나요?"

우스갯소리로 혹은 진지하게 궁금해서 물어보는 사람이 정말 많다. 하필이면 왜 고스톱일까? 고스톱 치지 말라고 말리는 아내에게 핑계를 대기 위해서 노름꾼이 지어낸 말은 아닐까? 물어보는 사람은 정말 많지만 이에 대해 속 시원히 대답하는 의사는 없다. 어떤 전문가는 효과가 없는 낭설이라 하고, 어떤 전문가는 치매 예방에 효과가 있을 것이라 말한다. 왜 이렇게 의견이 엇갈리는 걸까? 왜냐면, 고스톱을 대상으로 한 연구결과나 논문이 없기 때문이다. 고스톱으로 치매 연구를 하는 것은 연구 계획을 세우기도 어렵고, 분석도 힘들다.

고스톱은 화투라는 일종의 카드를 사용한 보드게임이다. 보드게임이란 카드나 게임판, 주사위 등 물리적인 도구를 사용하여 진행하는 게임이다. 그렇다면 보드게임은 치매 예방에 도움이 될까? 일반적으로는 그렇게 보고 있다. 프랑스에서 이뤄진 한 연구결과 보드게임을 즐기는 사람은 즐기지 않는 사람에 비해 15% 정도 치매에 걸릴 위험이 낮았다. 그럼 고스톱도 보드게임이니 치매 예방에 효과가 있다고 해야 맞는 것 아닐까? 그런데 왜 의견이 갈리는 걸까? 내 개인적인 의견으로는, 어떻게 고스톱을 치느냐에 따라 다를 성 싶다.

고스톱은 수많은 인지가 작용하는 게임이다. 일단 점수를 세려면 숫자를 알아야 하고, 그림을 매칭시킬 수 있는 능력이 있어야 한다. 게임의 규칙을 외워야 하며 깔려있는 패와 내가 가져온 패, 남의 패를 살펴 전략을 짜야 한다. 같은 패가 3장이 나와 흔들었으면, 나중에 점수 계산할 때 흔든 걸 잊어버리지 않아야 2배를 받을 수 있다. 고스톱의 백미는 바로 '고'와 '스톱'에 있다. 위험을 감수하고 더 큰 이익을 추구할 것인지 현재의 수익에 만족할 것인지 결정하기 위해 판에 펼쳐진 모든 정보를 파악해야 한다. 고스톱만큼 인지를 많이 사용하는 게임도 드물다.

하지만 고스톱을 하루에 10시간씩 친다고 해서 치매에 안 걸린다고 볼 수는 없다. 고스톱과 같은 게임은 어느 정도 익숙해지면 이른바 '자

치매 예방을 위한 두뇌성형

동화'가 이루어진다. 깊이 생각하지 않아도 내야 할 패가 감으로 느껴진다. 재미있는 게임도 한두 시간이지, 계속 치다 보면 재미도 흥미도 없어진다. 그냥 할 일이 없어 집중하지 않고 치는 고스톱이 뇌에 좋을 리 없다.

하지만 사회성에 있어서는 도움이 될 수 있다. 서로 고스톱을 치며 농담을 하고, 웃고 떠드는 그 시간은 뇌에 자극을 준다. 고스톱 판에 모르는 사람이 들어오면 새로운 인맥을 쌓고 좋은 경험을 할 수도 있다. 그런 면에서는 긍정적이다.

즉, 고스톱 자체가 중요한 게 아니다. 고스톱을 어떻게 치느냐가 중요하다. 가족들과 어울려 즐겁게 치는 고스톱과, 무료함을 달래기 위해 심심풀이로 하는 고스톱은 다르다. 심지어 인터넷 게임으로 하는 고스톱은 사회적 교류가 전혀 없다고 봐도 과언이 아니다. 아무것도 안하는 것보다야 낫겠지만, 인터넷으로 고스톱을 친다고 치매가 예방될 거라는 말은 차마 못 하겠다.

고스톱으로 치매를 예방하고 싶다면 얼마든지 해도 좋다. 단, 남들과 어울려 즐겁게 해야 한다. 그게 중요한 것이다. 그리고 고스톱만 치지 말고 다른 보드게임도 하길 바란다. 뭐든 새로운 것은 뇌를 새롭게 만든다.

## 보드게임을 활용하라

보드게임은 인지력 향상에 매우 유용하다. 여러 가지 장점이 있는데, 규칙을 배우면서 새로운 지식을 쌓을 수 있다. 게임을 하기 위해 서로 대화를 하다보면 의사소통이 원활해지고, 게임을 진행하면서 계획을 세우고 실행하는 능력이 길러진다. 이겼을 때 승리의 기쁨을 함께 공유하고 졌을 때 서로 위로할 수 있게 되며, 게임을 통해 서먹했던 사람과도 친해질 수 있다. 이미 말한 것처럼 치매 발병의 위험을 15% 감소시켜주는 데다 재미있기까지 하니 보드게임을 마다할 이유가 없다.

보드게임은 난이도도 다양하다. 빙고게임과 같이 아주 단순한 것부터, 워렌 버핏과 빌 게이츠도 즐겨한다는 브릿지 카드게임처럼 꽤 어려운 게임까지 종류가 무수히 많다. 인지능력에 따라 난이도를 조절할 수 있다는 장점이 있다.

보드게임 매장에 가보면 다양한 보드게임이 있는데, 난이도에 따라 기준 연령이 적혀있으니 참고하면 된다. 아직 인지능력이 크게 떨어지지 않았다면 일반 보드게임을 구입하면 되고, 인지가 떨어진 분은 5세 이상 제한의 게임을, 인지가 더 떨어진 분은 3세 이상 제한 게임을 사는 식으로 점점 난이도를 낮추면 된다. 같은 게임이라도 난이도가 낮은 것이 있다. 예를 들자면, 원카드를 어린아이들이 할 수 있게 룰을 간단히 만든 것이 있고, 할리갈리도 마찬가지다.

게다가 큰 신체능력을 필요로 하지도 않는다. 치매노인의 경우 보행이 힘들거나 빠르게 움직일 수 없는 이가 많은데, 보드게임은 의자에 앉아 할 수 있으니 좋다. 손을 움직여야 하니 미세운동 자극도 된다.

인지능력 향상을 위해 보드게임을 할 때 중요한 것은, 게임에서 이기는 것 자체가 중요한 것이 아니라는 것이다. 물론 이기기 위해 최선을 다해 노력해야겠지만, 더 중요한 것은 게임 자체를 즐기는 것이다. 테이블에 둘러 앉아 서로 웃고 떠들며 교류해야 한다. 묵묵히 앉아서 패만 넘기는 게임은 인지에 도움이 되지 않는다.

내가 근무하던 노인병원에서는 하루에 두 번씩 인지치료 프로그램을 진행했다. 그중 일부는 보드게임의 일종이었다. 이사라 임상심리사가 프로그램을 담당했는데, 항상 웃으며 게임을 진행했고 흥을 돋우며 박수를 유도하여 환자들을 즐겁게 했다. 그리고 매번 새로운 보드게임을 찾고 개발했다. 나는 이런 보드게임이 인지력 향상에 도움이 된다고 생각한다. 보드게임은 눈으로 사물을 구분하고 숫자를 세고 손을 움직여 맞추는 등 다방면의 인지에 도움이 되지만, 그들의 마음을 편하게 하고 즐겁게 하는 점 또한 중요하다.

명심하자. 보드게임은 혼자 하는 것보다 남들과 함께, 웃고 떠들고 즐기면서 하는 것이 좋다. 핸드폰이나 PC로 하는 게임은 반쪽짜리다.


노인병원에서 이사라 선생이 사용했던 보드게임 몇 개를 소개시켜 드릴까 한다. 인지가 많이 떨어진 치매 노인을 대상으로 한 프로그램이었으므로 일반인에게는 너무 쉽겠지만, 치매 가족이 있는 분이라면 도움이 될 것이다.

● 바둑돌 놓기(바둑돌로 난이도 조절 가능)

A4 종이에 같은 모양의 바둑판 모양 격자 두개를 인쇄한다. 왼쪽 바둑판에 흰 돌과 검은 돌을 놓은 후, 환자로 하여금 오른쪽 바둑판에 똑같은 모양으로 놓아보게 한다. 방향 및 위치를 인지하는 과정을 통해 시공간 능력을 자극하고, 칸을 세는 과정을 통해 자연스럽게 숫자 연습이 된다. 5개 정도의 흰 돌, 검은 돌부터 시작해 점점 개수를 늘려나간다. 환자가 어려워한다면 칸이 적은 도안을 사용한다.

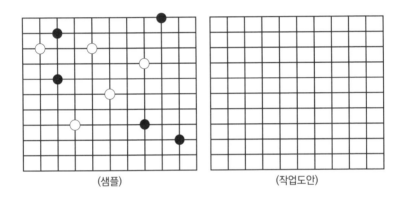

(샘플)                    (작업도안)

● 자음 모음 놀이

치매가 진행될수록 사물에 대한 인지가 떨어지고, 사물의 이름을 매칭하는 것이 어려워진다. 글자를 잊어버리는 등 언어능력에도 문제가 생기는 것을 지연시키기 위해 자음 모음 놀이를 하여 반복적인 자극을 주는 것이 필요하다. 글을 아는 환자에게만 적용 가능한 프로그램이다.

1단계 - 도톰한 폼보드 등을 자음과 모음 모양대로 오린다. (자음과
　　　　모음이 중복되어 사용되므로 같은 모양을 여러 개 만든다.)

2단계 - 글자카드를 준비한 후 환자로 하여금 읽게 하고, 자음과 모
　　　　음을 가져와 똑같이 만들어 보게 한다.

3단계 - 환자가 쉽게 따라하면 글자카드를 보여 주지 않고 단어를
　　　　불러준 후, 자음과 모음을 가져와 단어를 만들어보게 한다.

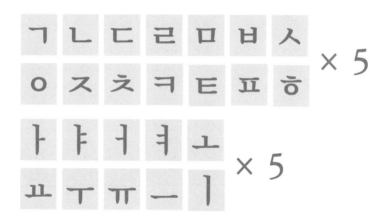

● 사물 매칭하기

위의 단계가 어렵다면 사물카드를 만들어 글자카드에 해당하는 짝
을 찾아 붙여보게 한다.

1단계 - 폼보드를 직사각형 모양으로 자른 후 뒤쪽에 벨크로(거친
　　　　면)를 붙인다.

2단계 - 잘라둔 폼보드 윗면에 전화기, 텔레비전 등을 쓴다(글자카드).

3단계 - 다른 폼보드에 사물의 그림이나 사진을 붙인 후 벨크로(부드러운 면)를 붙인다(그림카드).

4단계 - 환자에게 카드를 읽어보게 하여 인지시킨다.

5단계 - 글자에 해당되는 그림카드를 찾아 붙여 보게 한다.

치매 예방을 위한 두뇌성형

# 외국 친구를 사귀자

인지예비능 이야기에 있어 빠지지 않는 것이 바로 외국어 배우기다. 제2외국어를 배우면 인지능력이 향상되고 치매 예방에 도움이 된다는 내용을 다수의 논문에서 확인할 수 있다. 2개 국어를 쓰는 그룹과 영어만 쓰는 그룹을 비교했더니 2개 국어를 하는 그룹은 약 5년 정도 늦게 치매가 발병한다는 결과가 나왔다. 이 정도 효과면 약물치료 못지않은 효과라 볼 수 있다.

그렇다면 왜 외국어를 배우는 것이 치매 예방에 도움이 될까? 아마도 새로운 지식을 받아들이면서 뇌의 인지기능이 좋아졌기 때문일 것이다. 어릴 때부터 2개 국어를 한 사람보다 나이가 들어 외국어를 배운 사람이 더 큰 효과를 얻는다고 한다.

외국어를 배우면서 자존감이 높아지기도 한다. 나는 입시를 위해 영어를 공부했기에 영어 원서를 읽는 것은 크게 어렵지 않지만, 영작문을 하거나 외국인과 대화하는 것은 상당히 서툴다. 외국을 여행하면서 영어를 잘 하는 친구 옆에 있노라면 왠지 위축되는 느낌이 드는 것이 사실이다. 반면 영어를 잘하는 사람은 자신감을 느끼게 된다. 다른 언어도 마찬가지다. 언어를 아는 것과 모르는 것은 자존감에 있어 큰 영향을 미친다.

또한 사회성을 기르는 데에도 도움이 된다. 외국어는 혼자 배우는 것에 한계가 있다. 학원에 다니면서 인간관계를 넓힐 수 있고, 실전 대화를 위해 외국인과 이야기를 하면서 새로운 문화를 접할 수 있다.

나는 스노보드 타는 것을 좋아한다. 잘 타는 건 아니지만 하얀 눈 위를 달리며 바람을 맞는 것도 좋아하고, 높은 산 위에서 멋진 풍경을 바라보는 것도 좋아한다. 때로는 정규 슬로프 밖에서 스노보드를 타는 오프 피스테(off-piste) 라이딩을 하기도 하는데, 국내에서는 슬로프 밖을 타는 것이 금지되어 있기 때문에 어쩔 수 없이 일본의 스키장으로 원정을 가기도 한다.

스노보드를 탄 후 저녁이면 동네의 이자카야에서 술을 한 잔 마시게 되는데, 항상 주변에는 여행을 온 외국인들이 가득했다. 그들이 영어로 즐겁게 떠드는 것을 보면 같이 끼어서 이야기를 해보고 싶기도 한데, 아무래도 영어회화 실력이 부족하다 보니 섣불리 말을 걸기가 어려웠다. 몇 마디 대화를 해봐도 의사소통이 원활하지 않으니 조금 위축감을 느끼기도 했다. 만약 내가 영어를 좀 더 잘 했더라면 아마 그 자리에서 자존감도 높아지고 대화를 통해 새로운 문화를 접할 수도 있었을 것이다.

요즘 들어 영어나 또 다른 외국어를 배워봐야겠다는 생각이 든다. 치매 예방은 물론이고 삶의 질도 향상되지 않을까 하는 기대 때문이다. 새로운 언어를 알게 된다는 건 여러모로 좋은 일이다. 늦었다 생각하지 말고 뇌에 영양분을 주는 마음으로 천천히 시작해보면 좋을 것이다.

치매 예방을 위한 두뇌성형

## 그냥 친구도 사귀자

요즘은 맞벌이 부부가 많아졌지만, 예전의 가부장적 가정에서는 남편이 밖에서 일을 하며 돈을 벌고, 아내가 집안일을 돌보는 것이 일반적이었다. 직장을 다닐 때까지를 기준으로 하면 사회생활의 영역은 남자 쪽이 훨씬 더 넓을 것이다. 만나는 사람도 다양하고 처리해야 할 업무도 많다.

하지만 퇴직을 하고 나면 상황은 정반대로 바뀐다. 사회적 지위와 경제력을 잃은 남성은 운신의 폭과 인맥의 넓이가 대폭 줄어든다. 직업에 있어서는 전문가였을지 모르지만, 그 이외의 사회에 대해서는 모르는 것이 많다. 영업상 만났던 사람들은 이제 그를 거들떠보지 않는다. 그간 쌓아왔던 것이 송두리째 사라지는 기이한 경험을 하게 된다.

매일 직장으로 출퇴근만 했었기에 시간이 나도 딱히 갈 곳이 없다. 매일 집에서 TV만 보며 아내가 해주는 밥만 기다리는 삶이 된다.

하지만 아내의 삶은 다르다. 그동안은 집안일 하고 애 키우며 입시 준비하고 뒷바라지 하느라 정신이 없었지만, 아이들이 장성하여 직장을 얻고 결혼할 즈음이 되면 숨 돌릴 여유가 생긴다. 아주머니 사이에서 만들어진 여러 모임으로 인해 인맥이 튼튼하다. 등산에, 줌바댄스에, 친목회에, 매일 매일이 바쁘다. 이쯤 되면 남편은 천덕꾸러기가 된다. 어디 나가서 눈앞에 안 보이기라도 했으면 좋으련만, 집안에 틀어박혀 소파에 들러붙어 있는 꼴을 보면 속이 터진다. 밥이라도 알아서 챙겨먹었으면 좋겠는데 매번 밥상을 차려줘야 하니 부아가 치민다.

은퇴를 하고 나서 무기력해지고 인지가 떨어지는 사람들이 있다. 사회활동의 중요성을 엿볼 수 있는 대목이다. 사회활동 참여가 떨어지는 사람은 치매 발병 위험성이 높아진다는 논문이 다수 있다. 사회활동을 하면 지적, 정신적으로 뇌가 자극을 받게 되고, 자존감 등 긍정적인 감정을 높여주어 뇌기능을 보호하는 것으로 알려져 있다.

직장이, 직업이 삶의 모든 것인 것 마냥 살아왔던 사람이라면 그것을 잃었을 때의 상실감은 생각보다 클 것이다. 은퇴의 시기가 다가온다면 남은 생을 같이 이야기하며 즐길 친구 몇 명은 사귀어두는 것이 좋지 않을까. 아니면 같이 즐길 취미거리라도 찾아보는 것이 어떨까. 한국인의 평균 수명은 82세라고 한다. 60세에 은퇴한다고 치면 22년 동안 무엇을 하고 지낼 것인지 고민해봐야 한다. 생각보다 많은 시간이 남아있다.

치매 예방을 위한 두뇌성형

## 사진을 찍고 앨범을 만들어라

동양인과 서양인은 여행을 할 때 차이점이 있다고 한다. 서양인은 여행 자체를 즐기면서 여유를 느끼는데, 동양인은 일단 사진부터 찍고 본다. 그 순간을 즐기는 것이 아니라 사진을 통해 인증샷을 남기는 것을 매우 중요하게 여긴다. 요즘은 SNS와 스마트폰이 발달하다보니 더 더욱 사진 찍기에 열광하는 추세다.

나 역시 여행을 갈 때 사진을 많이 찍는다. 개인 블로그를 운영하고 있었기에 기회가 될 때마다 사진을 찍어 자료를 남겼고, 사진을 정리해 블로그에 올렸다. 한 번의 여행에 수백 장의 사진을 찍어오는 나를 보며 사람들은 제대로 여행을 즐기지 못한다고 하기도 했다. 물론 그들의 말이 틀린 것은 아니었다. 하지만 시간이 지나 내가 찍었던 사진들을 보고 있노라면 뇌 저편에 처박아두었던 가물거리는 기억들이 선명해지는 느낌을 받았다. 당시에는 남들보다 여행을 즐기지 못했을지 언정, 훗날 더 길게 느낄 수 있으니 손해는 아니었다.

요즘은 바쁘기도 해서 블로그 운영을 거의 못 하고 있는데, 그래도 짧게나마 해외여행을 다녀오면 사진앨범 하나는 만들어두려고 노력한다. 훗날 앨범을 들춰보다보면 가족끼리 할 이야기가 많을 것 같기 때문이다.

치매의 치료에도 이런 방식이 있다. 바로 회상요법(Reminiscence Therapy)이다. 개인적으로 할 수도 있고 집단으로 모여 할 수도 있다. 예전에 겪었던 경험이나 사건, 가족, 친구의 이야기를 회상하며 이야기하는 것인데, 경우에 따라서는 사진이나 음악, 추억이 담긴 물건

등의 도움을 받기도 한다. 회상요법의 효과에 대해서는 아직 의견이 분분하나, 인지를 증진시키고 감정을 안정시키는 역할을 할 수 있을 것으로 생각된다. 젊은 날의 행복했던 일들을 떠올리며 마음의 평화와 심리적 안정을 얻을 수 있기 때문이다.

또 한 가지 도움을 얻을 수 있는 부분이 있는데, 기억의 인출에는 회상(recall)과 재인(recognition)이 있다. 회상이란 기억의 내용을 의식적이고 자발적으로 불러내는 과정이고, 재인이란 힌트를 주어 불러내는 것이다. 전두엽이 손상되었거나 피질하혈관성치매인 경우, 회상은 힘들지만 재인은 잘 하는 경우가 있다. 의식적으로 예전의 기억을 떠올리기 힘들어하지만, 힌트를 조금만 주어 기억의 물꼬를 트면 의외로 쉽게 기억을 꺼내기도 한다. 이러한 환자에 있어 사진은 매우 훌륭한 힌트가 된다.

즐거운 일이 있을 때, 좋은 곳을 여행할 때, 행복을 느낄 때 사진을 한 장씩 찍어두자. 그리고 그것을 가끔씩 가족과 함께 모여 펼쳐보자. 그때 있었던 일들을 이야기하다보면 미처 자신이 기억하지 못했던 디테일한 부분까지 알게 되고, 행복했던 감정이 다시 떠오르면서 마음이 평온해질 것이다. 그리고 기억력과 인지를 유지하는 것에도 도움이 될 것이다. 아무것도 남은 것이 없는 사람은 추억할 소재가 부족하게 마련이다.

## 스마트폰을 이용하는 법

 2007년도에 닌텐도DS용 두뇌트레이닝 게임이 발매된 바 있다. 뇌를 활성화시키는 여러 가지 문제들로 이루어져있는데, 기억력을 좋게 한다는 소문이 돌면서 닌텐도DS 판매량에 적지 않은 영향을 미쳤다. 두뇌트레이닝 게임이 정말 두뇌계발이나 기억력 증진에 효과가 있는지에 대해서는 아직 논란이 있다. 프랑스에서 진행된 연구에 따르면 게임으로 두뇌트레이닝을 한 사람과 종이와 연필로 퍼즐을 푼 사람을 비교해보면 오히려 종이와 연필을 사용한 사람이 더 많은 기억력 향상을 보였다고 한다.

 하지만 게임기나 스마트폰 등 디지털 기기를 사용한 두뇌트레이닝도 분명히 장점은 있다. 일단 재미있다. 여러 가지 시각적 요소가 있고 즉각적인 반응이 나타나기에 흥미를 끈다. 별다른 복잡한 준비 없이 바로 시작할 수 있다. 휴대성이 뛰어나다. 비교할 수 없을 정도로 강력한 장점이다.

 요즘은 네트워크가 발달해 스마트폰을 통해 다른 사람들과 교류하는 것이 간편해졌다. 특히 어르신들 사이에서는 카톡을 통해 정보를 공유하는 것이 유행이다. 최신 뉴스 혹은 교통정보가 빠르게 전달된다. 스마트폰을 사용하지 않고 집안에만 있으면 얻기 힘든 교류를 매우 손쉽게 할 수 있다. 가족이 멀리 떨어져있으면 화상통화를 하면 된다. 굳이 먼 길을 찾아가지 않아도 된다.

 네이버 밴드 등을 통해 친목모임을 유지할 수 있으며, 유튜브를 통해 정보를 얻기도 쉽다. 특히 유튜브로는 궁금했던 것의 대부분을 해결할 수 있다. 지금까지 관심이 없었던 분야의 새로운 정보를 얻을 수도 있다. 나는 낚시를 제대로 해본 적이 없는데, 어쩌다가 낚시 동영상을 본 후로 낚시에 대한 관심이 생겼다. 직접 낚시를 하지 않고도 남들이 하는 동영상과 강좌를 보며 대리만족하고 있다. 여행을 가기 힘든 사람은 여행 유튜버의 동영상을 보며 풍경을 구경할 수 있다. 이 얼마나 쉽고 간편한가.

하지만 게임기나 스마트폰이 만능은 아니다. 두뇌 트레이닝 게임을 할 때 사용되는 뇌는 극히 한정적이다. 같은 부분이 반복적으로 자극되기 때문에 전체적으로 뇌를 발달시키는 데에는 한계가 있다. 또한 정보의 이동이 쌍방향이 아니라 일방적이다. 서로 의견을 교류하고 이야기하며 뇌를 자극해야 하는데, 게임을 하고 동영상을 보는 것은 상호교류가 없기 때문에 감정적인 부분에 있어서는 큰 도움이 되지 않는다. 스마트폰에 집착하다 보면 현실에서의 인간관계가 위축되는 경우도 있다.

스마트폰은 무한한 가능성을 가지고 있고, 그 작은 기기 하나를 통해 서로 연결되어 넓은 세상을 느낄 수 있다. 하지만 모든 것이 그러하듯이, 잘 사용하면 약이 되고 잘못 사용하면 독이 된다. 부디 좋은 면만 이용하기를 바란다. 「토이 스토리」의 버즈가 했던 명대사로 마무리할까 한다. "무한한 공간, 저 너머로!"

## 그림으로 평온을 얻다

한때 컬러링북이 유행했다. 이미 인쇄되어 있는 윤곽선이나 도안 위에 색을 칠하는 것인데, 마음이 안정되는 힐링 효과가 있어 많은 사람들이 컬러링북을 찾았다. 그런데 사실, 컬러링북은 오래전부터 유행했었다. 지금도 내 딸이 하고 있는 공주 색칠놀이 책이 바로 컬러링북의 원조다. 색칠놀이의 성인판인 것이다. 물론 목적은 다소 다를 수 있지만, 그림을 그리면 마음이 안정되는 것은 틀림없다. 치매환자에게도 마찬가지다.

미술요법(Art therapy)은 환자로 하여금 집중력을 향상시키고 즐거움을 제공하며 심리적인 문제를 완화시키고 자존감은 높이는 등 긍정적인 효과가 크다고 알려져 있다. 여러 가지 방법이 사용되는데, 윤곽선 안에 색을 칠하는 색칠놀이가 대표적이다. 도안만 있으면 프린트하거나 복사해서 사용할 수 있으니 편하다. 색칠놀이는 도안에 따라 난이도를 조절할 수 있다는 장점도 있다. 성인용 컬러링북은 생각보다 어렵고 섬세하다. 수채화로 그려야 하는 것도 있다. 아동용 색칠놀이 책은 매우 단순하다. 인지능력에 따라 선택하면 된다.

종이접기도 좋은 방법이다. 종이접기 또한 난이도가 다양하다. 일반적으로는 비행기나 종이배를 접지만, 종이학처럼 난이도가 조금 높은 것들도 있다. 어떤 사람은 색종이를 접어서 로봇이나 동물을 만들기도 한다. 거의 예술의 경지에 이른 사람들이다. 인지장애가 심하다면 색종이로 간단하게 네모, 세모 등의 모양을 만들어 A4 종이에 풀로 붙여 꽃을 만들거나 하는 방식도 가능하다.

직소퍼즐도 유용하다. 세계명화를 직소퍼즐로 만든 것도 좋고, 예쁜 꽃을 표현한 직소퍼즐도 좋다. 역시 난이도는 다양하게 조절할 수 있다. 500조각이나 1,000조각으로 이루어진 어려운 것도 있지만, 24조각 이하로 매우 쉽게 맞출 수 있는 아동용 직소퍼즐도 있다. 심지어 4조각짜리도 있으니 인지가 많이 떨어진 분도 모두 가능하다.

미술요법의 장점 중 하나는 손 운동이 된다는 것이다. 치매환자는 평소에 손을 쓸 일이 별로 없다. 그러다보면 근육은 점점 위축되고 미세조정이 힘들어진다. 조금이라도 손을 사용하여 기능이 저하되는 것을 막아줘야 한다. 또한 하지마비 등으로 보행이 힘들거나 서있을 수 없는 분들도 참여할 수 있다는 장점이 있다. 휠체어를 타고 테이블에 앉아서 색칠놀이를 할 수 있다. 심지어 한쪽 팔다리에 힘이 빠진 편마비 환자도 종이만 테이블에 고정시켜 드리면 충분히 한쪽 손으로 색칠할 수 있다.

미술요법을 할 때 중요한 것은, 그림을 잘 그리는 것이 아니다. 그림을 그리는 데 집중함으로써 상념을 버리고 스트레스를 잊어버리는 것이다. 혼자가 아닌 집단으로 진행하는 것도 좋다. 그림을 그리면서 서로 웃고, 그림에 얽힌 과거의 이야기들을 나누며 감정을 공유하는 것이 더 중요할 수 있다. 선이 비뚤어도 좋다. 색이 윤곽선을 빠져나와도 좋다. 그림은 수단일 뿐, 목적이 아니라는 것을 잊지 말아야 한다.

# 책을 읽으면 뇌가 젊어진다

교육수준이 높으면 치매에 걸릴 확률이 낮아진다는 이야기는 이미 앞에서 기술한 바 있다. 다만 젊을 적에 교육을 많이 받았다 해도 이후에 정보를 습득하지 않으면 그 의미는 퇴색된다. 지속적으로 새로운 교육을 받아야 인지예비능을 늘릴 수 있다.

요즘은 세상이 발달해서 고등학교나 대학교 졸업 후에도 사이버대학에서 교육을 더 받을 수 있다. 나도 의과대학을 졸업했지만, 글쓰기를 좀 더 자세히 배우고 싶어 마흔이 다 된 나이에 사이버대학 문예창작학과에 편입, 졸업했다. 그래서 학사가 두 개다.

요즘은 평생교육원이라 하여 대중적인 과목을 쉽게 들을 수 있게 만든 것도 있다. 딱딱한 이론이 아니라 취미생활을 좀 더 전문적으로 하고 싶은 사람들에게 인기가 많다. 바리스타 과정, 캘리그라피, 스피치 트레이닝, 라인 댄스, 생활 영어, 타로 카드 등 부담 없이 접근할 수 있는 과목이 개설되어있다. 만약 강의를 들을 수 없다면 어떻게 교육을 유지할 수 있을까? 가장 좋은 방법은 책이다. 책에는 세상의 모든 지식이 정리되어있다. 요즘은 인터넷과 SNS를 통해 수많은 정보를 얻을 수 있지만, 그렇게 들어오는 정보의 대부분은 가볍고, 조각나 있다. 한 분야에 깊은 지식을 얻으려면 정제되고 집중된 정보를 추구해야 하는데, SNS에 떠다니는 정보는 흥미 위주다 보니 부족한 점이 많다. 또한 책을 읽으면 문맥을 파악하고 내용을 정리하는 능력이 길러진다. 홍콩에서 진행된 연구 결과, 늦은 나이라 하더라도 지적 활동을 계속하는 경우 치매를 예방하고 발병을 늦출 수 있다는 결론이 나왔다. 인지예비능의 중요성을 확인할 수 있는 내용이다. 또한 인지예비능은 젊을 때뿐만 아니라 중년 이후에도 계속 관리를 해주어야 한다는 뜻인데, 지적 활동의 예로 든 것 중 하나가 바로 독서다. 꼭 책이 아니라 신문이나 잡지를 읽는 것도 포함된다.

우리나라는 문맹률이 낮은 것으로 유명하다. 약 99%의 인구가 글을 읽고 쓸 줄 안다. 하지만 글을 읽는다고 다 이해하는 것은 아니다. 우리가 영어로 된 신문을 읽을 때 단어를 안다고 해서 문맥을 완전히 이해할 수 없는 것과 같다. 글을 읽고도 이해하지 못하는 것을 실질적 문맹이라 하는데, 2017년 통계청의 결과를 보면 일상생활에 필요한 기본적인 읽기, 쓰기, 셈하기가 불가능한 초등학교 1~2학년 수준의 인구가 7.2%였다. 100명 중 7명은 글을 읽고 쓰더라도 거의 이해하지 못한다는 뜻이다. 일상생활에 있어 언어적 제약이 거의 없는 중학교 학력 이상의 수준을 갖춘 사람은 77.6%였다. 100명 중 22명은 실질적 문맹이라는 뜻이다.

최근 들어 실질적 문맹이 늘어나고 있다는 걱정의 소리가 많다. 아이들이 스마트폰과 SNS, 동영상에 익숙해져있다 보니 매우 간단하고 직관적인 언어만 사용한다는 것이다. 단순한 문장과 단어만 사용하니 책을 읽으면 무슨 내용인지 이해하지 못한다. 이러한 실질적 문맹을 이겨내는 방법은 독서밖에 없다. 책을 많이 읽은 사람과 적게 읽은 사람은 이해력의 차이가 있을 수밖에 없다. 당연히 인지예비능에도 차이가 난다.

책에는 지금까지 살아온 인류의 지혜와 지식이 담겨있다. 그 모든 것을 응축하여 빚은 것이 책이다. 뇌를 젊게 하고 싶으면 책을 읽자.

## 음악은 때로 약이 된다

치매노인병원에서 진행하는 인지치료 프로그램 중 하나가 음악요법이었다. 일주일에 한번은 장구 연주자가 재능기부를 하였다. 병동 한쪽의 널찍한 공간에 장구 연주자가 자리를 잡아 장구를 쳤고, 그녀를 중심으로 환자들이 반원형으로 빙 둘러앉아 연주를 들었다. 장구소리는 의외로 커서 병동이 떵떵 울렸다. 어르신들은 장구 연주를 꽤 좋아하셨는데, 아마도 친숙한 악기라 그랬을 것 같다. 내가 늙으면 아마장구보다는 테크노나 랩을 틀어줄지도 모르겠다.

미술요법을 할 때 음악을 같이 틀어놓곤 했는데, 어른들이 좋아하는 오래된 가요나 트로트가 대세였다. 아이들에게 눈높이 교육이 필요하듯, 어르신들 취향에 맞는 흘러간 옛 노래가 적격이다. 내가 좋아하는 노래가 아니라 어르신이 좋아할 만한 음악을 선정해야 한다.

음악을 듣는 것만으로 무슨 의미가 있느냐고 생각할 수 있지만, 음악은 치매에 있어 매우 중요한 비약물적인 치료 중 하나다. 초조와 불안을 감소시키고, 행복감을 느끼게 해준다. 국내에서도 경도인지장애와 경증 알츠하이머 치매환자를 대상으로 하여 연구를 한 바 있는데, 음악 치료 전과 후를 비교했을 때 우울감과 불안감이 눈에 띄게 낮아졌으며 일상생활능력 또한 호전되었다.

음악요법은 단순히 음악을 듣는 방식도 있지만, 다른 인지치료와 함께 병행하면 더욱 효과적이다. 적막한 곳에서 그림을 그리는 것보다는 음악을 들으며 미술요법을 하는 것이 좋다. 음악 사이사이에 어르신들의 호응을 이끌어내어 박수를 치고 간단한 악기를 연주하게 하고 춤을 추는 것은 스트레스 및 우울감 해소에 좋으며 근력운동 효과까지 얻는다. 잠시라도 음악을 들으며 힐링의 시간을 가져보자.

노인병원에서 이사라 선생이 실제로 사용했던 음악요법을 소개할까 한다. 그림카드를 활용하여 호기심을 불러일으키고 재미를 느끼게 하였다.

### ● 동요 부르며 그림카드 고르기

치매가 심한 환자들은 새로운 노래를 배우기 힘들어하지만, 어렸을 때 배웠던 노래들을 기억하고 따라 부르는 것에는 어려움이 없다. 어린 시절 부르던 동요는 내가 건강했던 시절, 돌아가고 싶은 시절을 자연스럽게 회상하게 하여 정서적으로 안정감을 준다.

1단계 - 프로그램을 진행하기 전에 환자가 알고 있는 동요를 확인한 후 박수를 치며 함께 부른다.

2단계 - 동요에 나오는 사물카드를 마련하여 "이게 무슨 그림이죠?" 라고 물어 카드를 충분히 인지시킨다.

3단계 - 카드를 나열해 놓고 한 소절씩 부르며 관련 있는 카드를 골라보게 한다.

예 나의 살던 고향은 꽃피는 산골(산 카드)~ 복숭아꽃(복숭아 카드), 살구꽃(살구 카드), 아기 진달래(진달래꽃 카드)~

4단계 - 카드 찾기가 끝나면 다시 함께 노래 부르며 마무리한다.

● 같은 그림 찾기

동요 부르기에 사용했던 카드를 두 쌍 준비해 3~4줄로 나열하고 어느 카드가 어디에 있는지 위치를 확인시킨 뒤 그림이 안 보이도록 카드를 모두 뒤집는다. 카드를 한 장 뒤집어 놓고 같은 그림이 있을 것 같은 위치의 카드를 뒤집어 확인해보게 한다. 같은 그림인 경우 그대로 그림이 보이게 놓고, 다음 카드를 같은 방법으로 확인하여 모든 카드의 짝을 찾을 때까지 진행한다.

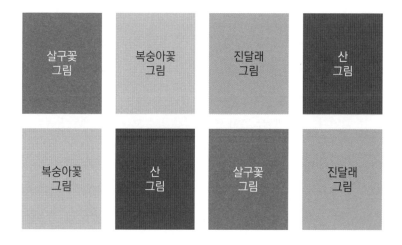

## 수다를 떨자

  요양병원마다 상황이 다르긴 한데, 병원비의 상당부분을 차지하는 것이 바로 간병비다. 내가 근무했던 병원은 간병인 두 분이 12시간씩 교대로 근무하여 환자 6분을 돌봤다. 간병인 한 명당 200만 원의 월급을 받는다 하면 환자 6명이 한 달에 400만 원을 부담해야 하고, 그럼 한 달에 각각 약 67만 원 정도를 부담해야 한다는 결론이 나온다. 이 비용은 줄일 수 없는 절대적인 비용이기 때문에 보호자들의 부담이 클 수밖에 없었다.

  일부 요양병원의 경우 고육책으로 간병인당 환자 수를 늘리기도 한다. 상대적으로 인건비가 저렴한 조선족 간병인을 채용하는 경우도 있다. 어쩔 수 없이 나가는 비용을 줄이기 위한 방책인데, 부작용이 없을 수는 없었다. 간병인 한 명이 여러 환자를 돌보다보니 체위변경이나 용변을 치우는 횟수가 줄어들 가능성이 높아졌다. 그러다보면 위생상태가 나빠지고 욕창이 생긴다. 식사도 문제다. 식사를 도와줄 수 있는 시간이 한정되어 있으니 급히 먹거나 적게 먹는다.

  내가 노인병원에 근무하는 동안 병원의 운영진에게 감사하게 생각했던 것 중 하나가 바로 한국인 간병인을 채용한 것이었다. 나는 항상 환자의 케어에 있어 간병인과 간호사의 역할이 매우 크다는 것을 강조했다. 의사는 아침저녁 회진 돌 때 잠깐 얼굴을 보고 각종 검사의 결과치에 신경 쓸 뿐, 환자의 정서에 기여하는 바는 크지 않다. 항상 곁에서 시중을 들어주는 간병인이야말로 환자에게 있어 가장 중요한 사람이다.

간병인이 환자의 이야기를 들어주고 맞장구를 쳐주는 것이 환자에게 얼마나 큰 도움이 되는지는 생각하는 것 이상일 것이다. 노인병원에 입원한 환자에게 있어 의사는 손님이고 간병인은 가족이다. 나는 그렇게 생각한다. 회진을 돌러 들어가면 간병인이 깔깔 웃으며 낮에 환자와 있었던 일을 이야기할 때가 있었다. 나는 그런 게 좋았다. 간병인이 환자와 이야기하고 환자의 기분을 좋게 만드는 것 자체가 치료였다. 어쩌면 내가 주는 약보다 더 효과가 좋았을지도 모른다.

한국인과 조선족의 성실도를 비교하려는 것이 아니다. 사람 사이의 관계는 언어를 통한 소통이 첫 번째다. 그리고 문화의 이해가 선행되어야 한다. 조선족 간병인 중에는 한국말을 잘 하는 사람이 많겠지만, 살아온 문화까지는 이해하기 힘들었을 것이다. 그러다보면 서로 이야기를 나누기 힘들어지고, 결국 소통이 단절된다. 그러잖아도 치매로 인지가 떨어져서 답답한데, 말도 잘 안 통하면 얼마나 짜증이 나겠는가.

가족 구성원의 중요성도 높다. 물론 각자의 삶이 있기에 자주 방문하기 어려운 것은 충분히 이해하고, 요양병원의 특성상 면회가 자유롭지 않은 면도 있지만, 가족이 자주 찾아뵙고 이야기를 들어주는 것이 환자의 인지와 정서에 매우 큰 역할을 한다는 것은 부정할 수 없다. 말은 하지 않으면 잊어버리게 된다. 말을 잊으면 표현을 할 수 없으니, 인지 또한 희미해질 수밖에 없다. 가깝고 친한 사람과 이야기를 하는 것만으로도 얻을 수 있는 위안은 클 것이다.

## 요리를 하는 즐거움

한때 요리예능이 인기를 끌었던 적이 있다. 그 인기는 지금도 여전하다. 요즘은 요리에 관심이 없던 사람들도 직접 음식을 만들어 먹고, 블로그나 유튜브에 요리 관련 콘텐츠를 올린다. 특히 주방 일에 관심이 없던 남자들이 요리에 관심을 갖게 되었다. 그 이유 중 하나가 바로 성취감 때문이라고 한다. 사람은 무언가를 이루면서 희열을 느끼는데, 요즘은 무언가를 이루는 게 아니라 거대한 기업의 톱니바퀴로 지내는 사람이 많다보니 성취감을 느낄 기회가 적어졌다. 그러다보니 요리를 하고 맛있는 음식을 만드는 것에서 성취감을 느끼고자 한다는 것이다. 일종의 소확행(작지만 확실한 행복)이다. 곰곰이 생각해보면 맞는 말 같기도 하다.

나는 가끔 아이들과 집에서 쿠키를 만든다. 아이들에게는 그 과정이 놀이나 마찬가지다. 같이 밀가루 봉지를 잡아 저울로 계량을 하고, 버터와 달걀, 베이킹파우더, 설탕을 넣고 반죽을 한다. 아이들은 찰흙놀이를 하듯 반죽을 조물거리고, 어느 정도 반죽이 되면 소분하여 밀대로 민 후 냉장고에서 잠시 휴지시킨다. 휴지가 끝난 반죽을 꺼내 도마 위에 펼쳐놓으면 아이들이 쿠키커터로 모양을 찍어낸다. 오븐에 구워서 다 같이 테이블에 앉아 우유와 함께 먹는 것으로 마무리 짓는다.

이렇게 쿠키를 만들고 나면 뭔가 한 것 같아 뿌듯하고, 아이들이 맛있게 쿠키를 먹는 걸 보면 흐뭇하기도 하다. 아마도 이런 기분에 요리를 하는 게 아닐까.

요리를 하는 것에는 매우 많은 인지능력이 필요하다. 하나하나 계획을 세워야 하고, 손을 잘 놀려 재료를 손질해야 하고, 후각과 미각을 총동원해야 한다. 그렇기에 음식을 만드는 것 자체도 인지능력에 도움이 될 수 있다. 반대로, 음식을 잘 하던 분이 갑자기 음식 맛이 바뀌면 인지저하의 징후로 보기도 한다.

가끔은 새로운 요리에 도전해보는 것도 좋다. 매번 익숙한 요리만 하는 것보다 새로운 자극이 될 수 있을 것이다. 만약 요리를 혼자 할 수 없을 정도로 인지가 떨어진 환자라면 요리놀이로 대신할 수도 있다. 노인병원에서 실제로 진행했던 프로그램을 소개하고자 한다. 요리를 만드는 것뿐만 아니라 시장을 보는 것부터 시작하여 호기심을 끌 수 있도록 하였다.

● 시장놀이

치매환자, 특히 여자 환자의 경우 예전부터 해왔던 살림이나 장보기 등의 활동에 익숙하므로 집안에 있는 간단한 가재도구를 통해 시장놀이를 할 수 있으며, 간단한 돈 계산이나 목록대로 물건을 사는 과정을 통해 인지기능을 자극할 수 있다. 단, 타인에 대한 의심이 심한 망상 환자의 경우, 가상 놀이와 현실을 착각해 장난감 돈을 실제 돈으로 생각하는 등 증상이 심해질 수 있으므로 주의해야 한다.

1단계 - 도마, 주전자, 국자 등의 가재도구들을 인지시킨다.
2단계 - 가재도구에 가격이 쓰인 스티커를 붙여 나열한다.
3단계 - 지갑에 장난감 돈을 넣어주고 종이에 사고 싶은 물건을 적어 시장바구니에 물건을 담아오게 한다.

4단계 - 물건을 가져왔으면 얼마를 내야 하는지 돈을 센 후 내어 보
게 한다.

문맹임에도 불구하고 돈을 알고 있는 경우가 많으므로 문맹자의 경
우에는 금액을 불러 주도록 한다.

● 요리하기

가재도구 대신에 반찬이나 국 등에 쓸 재료를 장바구니에 담아 오게
한 다음 파 다듬기, 감자 껍질 벗기기 등 채소 정리를 하고 부침개
등 간단한 요리를 만들어 본다.

1단계 - 파, 감자, 당근 등 채소들을 인지시킨다.

2단계 - 채소에 가격이 쓰인 스티커를 붙인 후 나열한다.

3단계 - 지갑에 장난감 돈을 넣어주고 종이에 사고 싶은 채소를 적
어 시장바구니에 담아오게 한다.

4단계 - 물건을 가져왔으면 얼마를 내야 하는지 돈을 센 후 내어 보
게 한다.

5단계 - 담아 온 재료를 이용하여 부침개 등 간단한 요리를 함께 해
본다.

● 빵 데코하기

식빵에 색 구분이 선명한 딸기잼, 포도잼, 생크림과 아몬드, 슬라이

스바나나, 건포도, 블루베리 등을 이용해 보호자가 만드는 대로 순서에 따라 빵을 꾸미거나 샌드위치를 만들어 보게 한다. 이 과정은 환자의 단기 기억 수준에 따라 난이도를 조절하여 진행할 수 있으며, 완성 시 환자가 만족감이나 성취감을 느끼도록 하여 자존감 향상에 도움을 준다.

1단계 - 재료들을 맛보게 하여 인지시킨다.
2단계 - 환자에게 순서를 기억하도록 이야기하고 빵에 3~4가지 재료들을 순서대로 토핑한다.
3단계 - 환자가 같은 순서대로 토핑을 올려보게 한다. (실제 식재료를 이용하기 힘든 경우 일러스트 카드 이용)

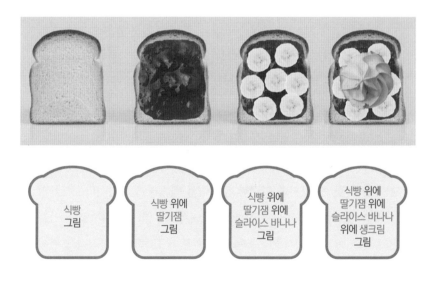

식빵
그림

식빵 위에
딸기잼
그림

식빵 위에
딸기잼 위에
슬라이스 바나나
그림

식빵 위에
딸기잼 위에
슬라이스 바나나
위에 생크림
그림

## 중증 치매환자의 놀이방법

　지금까지는 인지가 정상인 사람부터 인지가 조금 떨어진 경증 치매 환자를 대상으로 하여 인지예비능을 늘리고 환자의 감정적인 문제를 완화시킬 수 있는 방법에 대해 설명하였다. 하지만 치매가 진행되면 이러한 인지 치료를 하기 힘든 상황이 오게 된다. 중증 치매가 되면 환자도 보호자도 자포자기하는 마음이 되는데, 아직 포기하기는 이르다. 중증 치매에 적용할 수 있는 여러 가지 프로그램들이 남아있다.

　나는 치매가 어른에서 다시 아기로 돌아가는 병이라 생각한다. 아기가 처음 태어났을 때에는 우는 것 밖에는 할 줄 아는 것이 없다. 하루 종일 누워있고 대변도 치워줘야 한다. 조금 자라면 웃는 표정을 짓기도 하며 감정을 표현하고, 몸을 뒤집고 기어 다닌다. 하지만 제멋대로다. 하고 싶은 대로 하고 매번 사고를 친다. 걷기 시작하다가 넘어질 때가 많다. 다치지 않게 조심해야 한다. 불이 뜨거운 줄을 모르고 소파에서 떨어지면 크게 다칠 수 있다는 것도 모른다. 애지중지 눈 밖에 나지 않도록 조심해야 한다. 밥을 먹을 수는 있지만, 입 밖으로 흘러나오는 게 반이다. 걷기 시작하면 더 조심해야 한다. 언제 어디로 사라질지 모르기 때문이다. 조금만 정신을 딴 데 팔아도 잃어버리기 십상이다. 몇 번을 가르쳐줘도 기억을 못하고 매번 자기 하고 싶은 대로 한다. 숟가락질을 할 수 있지만 여전히 흘려서 테이블이 엉망이다. 조금 더 자라면 대소변을 가리기 시작하고, 어느 정도 대화를 할 수 있다. 가끔 엉뚱한 이야기를 해서 어른들을 웃기곤 한다. 그렇게 자라서 청소년이 되고, 어른이 된다.

그러다가 치매에 걸리면 점점 기억력이 떨어진다. 아는 것이 부족해진다. 사람들이 하는 말을 이해하지 못하고 가끔 엉뚱한 말을 해 사람들로부터 핀잔을 듣는다. 가끔 대소변을 실수하기도 한다. 했던 말을 기억하지 못해 계속 물었던 것을 또 물어 사람들을 귀찮게 한다. 식사를 제대로 차려 먹지 못해 챙겨줘야 한다. 길을 찾지 못해 헤매기도 한다. 가끔은 집으로 돌아오지 못해 경찰서에 연락해 찾아와야 한다. 인지가 더 떨어져 집안에만 있다 보니 걸음 걷는 것이 나빠졌다. 가스 불을 켜놓고 잊어버려 집에 불이 날 뻔했다. 매번 화를 내고 의심을 하며 자기 멋대로 행동한다. 이웃이 물건을 훔쳐갔다고 의심하는 바람에 동네 사람들로부터 인심을 잃었다. 걷기 힘들어서 이제 누워서 지내야 한다. 점점 표정이 없어진다. 그리고, 떠난다.

마치 데칼코마니 같지 않은가. 인생은 왔던 길로 다시 돌아가는 여정이다. 하지만 그 길의 분위기는 사뭇 다르다. 올 때는 사람들이 반겨주고 예뻐하고 미소를 짓는데, 가는 길에는 사람들이 귀찮아하고 째려보고 짜증을 낸다. 꼭 그래야만 할까. 어차피 아기가 되어가는 과정인데, 조금은 예쁘게 봐주면 안 될까 하는 생각이 든다.

중증 치매 노인의 놀이치료는 아기와 함께 노는 것을 연상하면 쉽다. 아기가 아주 어릴 때에는 엄마 아빠가 옆에 있어주는 것만으로도 좋다. 안아주는 것만으로도 최고다. 조금 더 크면 장난감을 가지고 놀수 있다. 소리가 나는 장난감은 특히 좋다. 아이들은 스티커를 좋아하고, 그림 그리는 것을 좋아한다. 조금 더 크면 블록을 가지고 성을 쌓기도 한다.

치매 노인도 마찬가지다. 교구를 활용한 놀이를 하거나, 스티커를 붙이거나, 공을 가지고 노는 것은 중증 치매 노인도 할 수 있다. 어떤 것도 하기 힘들다면 손이라도 잡고 이야기를 해주자. 환자에게 어떠한 효과가 있을지 없을지는 잘 모르겠다. 하지만 아이를 임신했을 때 태교를 위해 그림책을 읽어주는 것이 꼭 어떤 목적이나 효과만을 바라는 건 아니듯, 치매 노인에게도 마찬가지의 의미일 것이라 생각한다.

노인병원에서 실제로 사용한, 중증 치매환자들을 위한 프로그램을 몇 가지 소개한다.

중증 치매환자는 더 이상 다른 사람의 도움 없이 지낼 수 없는 상태로 가족 이름이나 동네 이름을 기억하지 못하고 계절, 날짜감각이 매우 떨어지며 계절에 맞는 옷을 입지 못하는 등 인지저하가 심해 복잡한 시간 순서를 기억하여 작업을 반복하는 활동은 어렵다. 따라서 간단한 지시사항을 따라 할 수 있는 정도의 단순한 놀이 위주의 프로그램을 진행해야 한다.

● 스티커 붙이기 놀이
시중에 판매되고 있는 꽃이나 나무, 곤충, 과일, 허수아비, 고추잠자리 등 계절이 연상되는 스티커를 구매한 뒤 가을과 관련된 도안을 출력하여 붙여보게 한다. 프로그램 중간에 "가을에는 어떤 과일이 열리죠? 가을에는 무슨 꽃이 피어요? 가을 하늘에 뭐가 날아다니죠?" 등의 질문으로 관심을 유도하고 코스모스 등의 단어가 나온다면 관련 노래(코스모스 피어 있는 길)를 틀어주어 함께 불러보거나 박수치며 감상해도 좋다.


● 촉감놀이

이 단계의 환자들은 언어 유창성이나 사고의 유연성도 저하되므로
다양한 단어를 사용하는 데 어려움을 느낀다. 감각과 관련된 느낌을
표현하는데도 한계를 느끼게 되는데, 의류나 고무장갑, 털신발 등
다양한 촉감의 소재를 준비하여 환자가 눈을 감은 상태에서 만져보
게 한 후 어떤 느낌이 드는지 묻고 "까칠까칠하다. 꺼슬꺼슬하다. 부
드럽다. 말랑말랑하다. 차다. 복슬복슬하다." 등 촉감과 관련된 의태
어를 다양하게 이야기하고 말해보도록 한다. 환자가 느낌을 얘기하
면 어떤 물건 같은지 용도를 맞춰보게 한다.


● 단추 고르기

 치매의 정도가 심해질수록 계획을 세우거나 분류하는 작업에 어려
움을 느끼게 되고, 살림을 하지 못할 정도에까지 이르게 된다. 이러
한 경우 오래된 옷에서 떼어 낸 단추 등을 활용하여 여러 종류의 단
추를 섞어 놓고 같은 종류의 단추끼리 모아보도록 한다. 이 단계가
가능하다면 종류와 상관없이 크기 순서대로 단추를 나열하거나 비
슷한 색끼리 분류 해보도록 유도해본다. 단 프로그램 중 단추를 먹
거나 할 수 있으므로 환자의 수준을 잘 살펴서 진행하도록 한다.


● 반찬 뚜껑 닫기

일상생활에서 쉽게 볼 수 있는 반찬 뚜껑을 활용해 여러 개의 반찬

통을 열어 두고 짝을 찾아 뚜껑을 닫아보도록 한다. 환자 수준에 따라 개수를 조절하여 좌절감을 느끼지 않도록 배려한다.

### ● 곡식 마다가스카르

노래 부르기를 좋아했던 환자라면 치매가 심해져도 노래에 맞춰 어깨춤을 추거나 흥얼거리는 등의 반응을 보이는데, 이때 700㎖ 생수병의 포장지를 제거하고 팥, 강낭콩, 조, 완두콩, 수수 등 곡식을 종류별로 담아 마다가스카르를 만들어 활용한다. 만들기 전 곡식을 종류 별로 그릇에 담아두고 어떤 곡식인지 무슨 색인지 묻고 언제 심는지 이 곡식으로 무엇을 해먹을 수 있는지 등에 대한 이야기를 나누며 환자의 관심을 유도한다. 환자가 곡식을 먹을 수 있으므로 주의하여 프로그램을 진행하고, 깔때기를 사용하여 환자가 흘리지 않고 곡식을 담을 수 있도록 돕는다. 마다가스카르를 만든 후 뚜껑 부분은 글루건이나 본드 등을 사용해 다시 열리지 않도록 한다.

### ● 색종이 날실씨실

물고기 모양으로 오린 부직포를 보여주며 "이게 무슨 모양 같아요? 물고기를 구워먹을까요, 쪄먹을까요?" 등의 이야기를 하며 관심을 유도한다. 몸통 부분에 세로로 칼집을 넣는다. 색지를 색색으로 2cm 두께로 오려 직조를 짜듯 칼집을 교대로 통과하게 하고 별 무리 없이 수행하였다면 가로로 끼워진 색종이에 세로 방향으로도 교대로 통과하게 해본다.

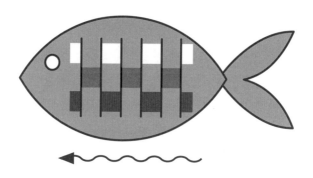

● 풍선배구

풍선을 던져주면 반사적으로 받거나 받아 칠 수 있다. 반복적으로 풍선 주고받기가 가능하다면 빨래 통을 놓고 그 안에 던져 넣어보게 한다. 중증 치매환자는 2,3회 정도 수행 후 프로그램 내용을 잊고 풍선이 와도 멍하니 있는 경우가 많으므로, 환자가 수행을 멈추면 "풍선을 쳐보세요."라고 하며 반복적으로 지시사항을 말해줘야 한다.

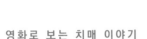

영화로 보는 치매 이야기

# 내 머리 속의 지우개

(이 글은 영화 내용에 대한 스포일러를 포함하고 있습니다.)

치매 관련 국내 영화 중 가장 인지도가 높은 영화가 아닐까 싶다. 정우성과 손예진의 리즈 시절을 볼 수 있는, 미치도록 아름답고 슬픈 영화다. 건망증이 심한 수진은 편의점에서 콜라를 사고 나서 그대로 카운터에 놓고 나온다. 뒤늦게야 그것을 깨닫고 편의점으로 돌아가는데, 입구에서 마주친 철수의 콜라가 자기 것인 줄 알고 빼앗아 마셔버린다. 그 사건을 계기로 해서 둘은 인연이 이어지고, 사랑에 빠져 결혼하게 된다.

수진의 건망증은 점점 심해져가고, 병원에 들러 검사를 받은 그녀는 알츠하이머 치매에 걸렸다는 사실을 알게 된다. 기억은 점점 사라져가고 급기야 철수까지 알아보지 못하는 지경에 이른다.

초로기 치매, 혹은 조기발병 치매라고 부르는 이 질환은 65세 미만에서 발생하는 치매를 뜻하며, 대부분 45세~65세에 발병한다. 영화에서처럼 27세에 알츠하이머 치매에 걸리는 경우는 매우 드물다.

영화에서는 서로 사랑하는 부부가 사라져가는 기억을 붙잡으려 애

쓰는 애틋하고 아름다운 이야기가 펼쳐지지만, 실제로는 그렇지 못한 경우가 많다. 「내 머리 속의 지우개」가 '미치도록 아름답고 슬픈' 이야기였다면, 실제 상황은 대부분 '미치도록 그냥 슬픈' 이야기다. 한창 일을 해야 할 나이에 치매에 걸리니 경제생활을 할 수 없다. 환자가 가장 역할을 하는 사람이었다면 문제는 더 심각해진다. 수입은 사라지고 병세가 깊어짐에 따라 의료비 지출만 늘어난다. 처음에는 혼자 지낼 수 있지만 나중에는 누군가가 간병을 하거나 요양원 등에 입소해야 하니 부담이 된다. 치매가 진행되면서 문제행동도 많아진다. 수진처럼 조용하게 곱게 기억력만 떨어지면 다행이지만, 툭하면 짜증을 내거나 화를 내고, 심한 경우 폭력을 쓰기도 하고 칼을 들고 위협을 하기도 한다. 음식을 하려고 불을 켜놓고 까먹어서 화재를 일으키기도 하고, 옆집 사람을 의심하며 시비를 걸기도 한다. 그럴 때마다 보호자가 해결을 해야 하니 여간 힘이 드는 게 아니다.

상담을 요청하는 보호자의 대부분은 이런 상황에 지쳐있다. 환자를 사랑하는 마음이야 변함이 없겠지만, 육체적 정신적 괴로움이 그 사랑을 넘어서는 것이다. 이러한 상황이 지속되다 보면 결국 참지 못하고 환자를 학대하는 일까지 생긴다.

이 모든 아픔이 단지 치매환자 하나 발생하는 것에서 비롯된다. 치매에 걸리지만 않았어도 철수와 수진은 아주 행복하게 오래오래 살지 않았을까? 치매는 이렇게 한 가정을 무너뜨리는 슬픈 질환이다. 이 영화의 아름다운 면만 보지 마시고 치매가 얼마나 무서운 병인지에 대해서도 느끼는 바가 있으셨으면 좋겠다.

PART. 5

# 뇌가 건강해지는
# 브레인 푸드

## 덜어낼 수 없다면 더하세요

만성질환이 있는 환자들은 식이요법이 중요하기 때문에 약과 함께 꼭 식이요법을 하시도록 유도한다. 주로 고혈압, 당뇨, 고지혈증 환자들이 대상이다. 고지혈증 환자에게 "등푸른생선을 드시고 지방을 발라낸 살코기를 드세요. 대신 곱창이나 삼겹살, 베이컨, 새우, 치즈, 생크림은 피하셔야 합니다."라고 말하면 대부분 피식 웃는다.

"제가 좋아하는 건 여기 다 들어있는데요? 뭘 먹고 살아야 하죠?"

식이요법은 참 힘들다. 일단 먹지 말아야 할 것이 너무 많은데, 그걸 다 빼고 나면 먹을 게 없어진다. 사회생활에도 문제가 생긴다. 일을 하다 보면 같이 점심이나 저녁식사를 하게 되는데, 남들 삼겹살 먹는데 안 먹을 수는 없지 않은가. 몰라서 못하는 게 아니다. 알아도 못하는 게 식이요법이다.

그러다보니 사람들은 '제한'이 아닌 '보충'에 집착한다. 몸에 나쁜 것을 피할 수 없다면 좋은 것을 먹어 상쇄시키겠다는 전략이다. 건강을 위한 영양제나 보충제 시장의 규모는 막대하다. 2018년 기준, 영양제 시장의 규모는 4조 2,000억 원으로 추정된다. 먹고 싶은 것을 참는 데는 어마어마한 갈등의 시간을 겪어야 하고 엄청난 참을성과 인내가 필요한데, 영양제를 먹는 것은 10초면 된다. 이 얼마나 간단한가. 그래서인지 사람들은 내게 "치매에 좋은 음식은 뭔가요?" "딸이 이런 영양제를 사왔는데 먹어도 되나요?" 하고 묻는다.

고혈압이 있는 환자에게 "저염식을 시도해보셨나요?"라고 물으면 우물쭈물하며 대답을 피한다. 이해 못하는 바는 아니다. 물론 반드시 피해야 하는 것들도 있지만 이왕이면 좀 더 쉽게 식이요법에 접근할 수 있는 방법이 무엇일까 생각하다가, 아예 그냥 좋은 것을 더 드시게 하는 게 낫겠다는 생각이 들었다.

그래서 이번 장에서는, 치매에 좋다고 알려진 식품들에 대해 이야기하려 한다. 일단 쉬운 것부터 시작해보는 것이 중요하다. 실패의 대부분은 너무 완벽하고 거창하게 시작하는 것으로부터 비롯된다. 일단 한 가지만이라도 챙겨 먹어보자. 그게 습관이 되면 또 하나를 추가하고, 추가하다가 나쁜 것을 하나씩 빼는 쪽으로 옮겨가면 된다. 여기에 쓴 대로 하나도 빠짐없이 지킬 필요는 없다(물론 그렇다면 더할 나위 없겠지만). 그저 상황이 되는 대로, 최대한 조절하는 것이 중요하다. 자, 그럼, 가장 쉬운 것부터 시작해보자.

치매 예방을 위한 두뇌성형

## 제철 음식을 먹자

6월이면 장모님께서 산딸기를 택배로 보내주신다. 6월에 산딸기가 난다는 것을 그때 알았다. 제철 산딸기가 맛있고 몸에 좋다 하시며 보내주시는데, 아이들이 참 좋아한다. 탱글탱글한 산딸기를 먹다보면 왠지 건강해지는 느낌이 든다. 제철 과일의 힘이다.

제철이라는 것은 가장 알맞은 시기를 뜻한다. 요즘은 하우스 농법과 냉장, 냉동 기술이 발전하여 제철이 아니어도 언제든지 과일이나 채소를 먹을 수 있게 되었지만, 제철에 맞는 음식을 먹는 것은 중요하다.

동물은 물론 식물도 생애 주기가 있다. 그리고 생애에서 음식 재료로서 가장 완벽한 성장을 이룰 때가 있는데, 그때가 바로 그 식재료의 제철이다. 가장 살이 많이 오르고 영양이 풍부할 때이다. 봄이면 냉이, 달래, 쑥, 두릅, 딸기가 올라오고, 여름에는 토마토, 수박, 복숭아, 갈치, 참외, 블루베리, 포도 등이 제철이다. 가을에는 고등어, 꽃게, 고구마, 전복, 꽁치, 대하가 좋고 겨울에는 굴, 과메기, 명태, 도미가 제철이다.

물론 우리가 먹는 모든 음식이 몸에 좋은 것은 아니다. 지나치게 지방이 오른 생선은 맛은 고소할지 몰라도 너무 많이 먹으면 건강에 안 좋은 영향을 미칠 수도 있다. 하지만 영양의 공급에 있어 제철 음식이 가장 풍부한 영양을 보유하고 있다는 것은 부정하기 힘들다.

가장 쉬운 방법이다. 이것저것 따지지 말고 제철 음식을 챙겨먹자. 비타민B든 오메가3든 챙겨먹기 복잡할 때는 그냥 제철 음식 잘 먹는 게 최고다. 좋은 식재료로 만든 음식을 골고루 균형 있게 섭취하면 우리 몸에 필요한 영양분은 알아서 흡수되게 마련이다.

영양제에는 우리 몸에 필요한 갖가지 미네랄과 비타민이 응축되어 있지만, 자연 그대로의 영양소를 섭취하는 것이 좋은지, 영양제로 섭취하는 것이 좋은지에 대해서는 아직 논란이 있다. 일부에서는 영양제로 섭취하는 영양소는 효과가 없다고까지 말한다. 물론 모든 영양제가 그런 것은 아니겠지만, 적어도 천연의 식재료를 통해 얻는 영양소가 영양제보다 나쁘지는 않다는 것이 일반적인 의견이다.

뇌건강을 지키는 첫걸음은 제철 음식을 골고루 균형 있게 섭취하는 것이다. 무엇이든 기본이 중요하다.

1장에서 말했던 속담을 다시 한 번 강조하고 싶다.

'You are what you eat(당신이 먹은 음식이, 당신 그 자체다).'

건강한 것을 먹은 사람은 건강해지고, 해로운 것을 먹은 사람은 해로워진다. 간단한 진리다. 잊지 말았으면 한다.

## 미네랄워터가 몸에 좋다면서요?

생선을 안 먹는 사람도 있고, 고기를 안 먹는 사람도 있다. 어떤 사람은 당근이나 가지 같은 채소를 싫어하기도 한다. 하지만 그 어떤 사람도 싫어하지 않는 식재료가 있다. 바로 물이다. 우리의 몸은 60%가 수분으로 이루어져 있고, 밥은 며칠 굶을 수 있어도 물을 며칠 안 먹으면 건강이 위험해진다.

우리나라 사람들의 상당수는 탈수에 빠져 있다. 물 마시는 것을 귀찮아하기 때문이다. 특히 노인들은 탈수가 되기 쉽기 때문에 물을 잘 챙겨 마셔야 한다. 물은 신진대사를 원활히 하는 역할을 하기 때문에 무엇보다도 수분 섭취에 신경을 써야 한다.

그럼 어떤 물을 먹어야 건강에 좋을까? 물은 모두 같은 것이 아닐까 싶겠지만 실제로는 성분에 따라 조금씩 다르다. 요즘은 미네랄워터가 건강에 좋다는 소문이 많다. 미네랄워터란 말 그대로 미네랄을 포함하고 있는 물을 뜻한다. 그렇다면 미네랄을 포함하지 않는 물도 있다는 뜻인데, 그 대표적인 예가 정수기 물이다. 일반적인 정수기를 통해 여과된 물에는 미네랄이 거의 함유되어 있지 않다.

미네랄워터에 대해 이야기하자면 경수(센물)와 연수(단물)에 대한 이야기부터 해야 한다. 칼슘이나 마그네슘 등의 미네랄이 많이 함유된 물을 경수라 하고, 미네랄이 적은 물을 연수라 한다. 경수와 연수를 구분하는 가장 쉬운 방법은 비누로 세수를 해보는 것이다. 경수로 세수를 하면 비누가 금속이온과 만나 금속비누를 형성하게 되어 비누거품이 나지 않고 미끈미끈해진다. 어릴 때 시골에 놀러가서 우물물에 세수를 하면 비누칠이 잘 되지 않았던 기억이 있을 것이다. 경수라서 그랬던 것이다.

즉, 미네랄을 많이 함유한 물을 마시려면 경수를 마셔야 하는데, 요즘은 대부분 수돗물을 이용하기 때문에 경수를 구하는 것이 쉽지 않다. 시중에서 파는 미네랄워터는 암반대수층의 지하수를 원료로 한 생수가 대부분인데, 브랜드마다 차이가 있지만 J브랜드의 생수에는 대략 칼슘 3mg/L, 칼륨 2.5mg/L, 마그네슘 2.5mg/L 정도가 들어있다. 그리 많지 않은 양이다.

외국의 E브랜드 생수에는 더 많은 미네랄이 들어있는데, 대략 칼슘 70mg/L, 칼륨 1mg/L, 마그네슘 23mg/L 정도다. 하루에 1L의 물을 마신다는 가정 하에, 하루 미네랄 권장 섭취량과 비교해보면 마그네슘 5%, 칼륨 0.1%, 칼륨 6% 수준이다. 식품으로 얻는 미네랄의 양에 비하면 만족스러운 정도는 아니다. 미네랄워터로 우리 몸에 필요한 미네랄을 보충하려면, 하루에 수백 병을 마셔야 한다는 우스갯소리가 나오는 이유가 바로 이것이다.

하지만 매일 미네랄워터를 마신다면, 그것으로 인해 얻을 수 있는 이점은 만만치 않을 것이다. 항상 기본이 중요하다고 이야기했는데, 물은 아무 생각 없이 그냥 마시기만 하는 것이니 굳이 챙길 필요가 없다. 그냥 먹는 물만 바꾸는 것으로 미네랄 섭취를 늘릴 수 있다면 이것만큼 쉬운 일은 없을 것이다.

미네랄워터에 좋은 미네랄 성분이 많이 들어가 있는 것은 사실이다. 어떻게 생각하면 그 양이 만족스럽지 못할 수도 있다. 하지만 미네랄워터를 매일 먹는다면 가랑비에 옷 젖듯이 미네랄을 지속적으로 공급

받을 수 있다는 점에서는 매력적이다. 굳이 어떤 음식을 챙겨 먹을까 고민할 필요 없을 테니 말이다. 이왕이면 정수기 물보다는 미네랄워터를 마시는 것이 좋다. 특히 미네랄 함량을 따져 선택하는 것이 좋은데, 미네랄 함량이 높은 미네랄워터는 대부분 가격대가 높은 편이니 비용 대 효과를 잘 따져봐야 한다. 요즘은 정수기 중에 미네랄을 거르지 않고 남기는 필터도 있다고 한다.

다만 주의할 점이 있는데, 미네랄이 너무 많이 함유된 물을 마시면 건강에 이상이 생길 수도 있다. 미네랄이 많이 함유된 물은 쓴맛이 날 수도 있고, 경우에 따라서는 설사를 일으킬 수 있다. 일부 약수에는 몸이 해로운 라돈 등의 물질이 포함되어 있기도 하다. 주의가 필요하다. 다만 시중에서 판매되는 미네랄워터에는 위험한 성분이 거의 없으니 안심해도 좋다.

미네랄워터를 마실 수 없는 상황이라 하여 너무 낙담할 필요는 없다. 쉽게 미네랄을 섭취하는 방법을 제시한 것뿐이지, 정수기 물을 마신다고 해서 미네랄 결핍이 꼭 일어나는 건 아니다. 다른 식품을 잘 챙겨먹으면 되니 너무 신경 쓰지는 말자.

## 천일염이 필수?

미네랄 이야기가 나온 김에 소금에 대한 이야기도 잠깐 해볼까 한다. 건강을 이야기할 때 빠지지 않는 것이 있는데, 바로 천일염이다. 천일염은 자연 그대로의 소금이기 때문에 건강에 필수인, 특히 뇌에 좋은 미네랄이 풍부하다고 하는데, 맞는 말일까? 조심스럽게 개인적인 의견을 피력하자면, 반은 맞고 반은 틀리다.

천일염에 대해 이야기하기 전에 일단 소금의 종류에 대해 이야기할 필요가 있다. 소금은 얻는 방식과 가공 여부에 따라 10가지 이상인데, 천일염, 재제염, 정제염, 자염, 암염, 맛소금, 볶은 소금, 구운 소금, 죽염, 함초 소금 등이다.

천일염은 염전에 바닷물을 가둔 후 햇빛으로 증발시켜 얻는 소금이다. 바닷물의 성분을 그대로 가지고 있기 때문에 미네랄 함량이 높다. 지역에 따라 미네랄 함량의 차이가 있으며, 국내에서 생산된 천일염 성분을 기준으로 하여 볼 때 대략 마그네슘 12,000mg/kg, 칼륨 5,000mg/kg, 칼슘 1,000mg/kg 정도가 포함되어 있다. WHO에서 권장하는 1일 소금섭취량은 5g이며 한국인은 약 10g 전후의 소금을 먹는다 하니 10g으로 계산해볼 때 천일염만 먹는다는 가정 하에 섭취하는 하루 미네랄 양은 마그네슘 120mg, 칼륨 50mg, 칼슘 10mg 내외다. 하루에 필요한 미네랄 섭취량이 마그네슘 420mg, 칼륨 4,700mg, 칼슘 1,200mg인 것을 생각해보면 천일염을 통해 얻는 미네랄 양은 각각 28%, 1%, 1% 정도다. 마그네슘을 제외하면 미미한 양이다.

마그네슘의 함량은 높으니 좋은 것 아니냐고 생각할 수 있는데, 정작 천일염을 통해 마그네슘을 다량 섭취하기도 쉽지 않다. 천일염은 장기간 간수를 빼는 과정이 필요하다. 천일염을 가마니에 넣고 오랜 시간 저장했을 때 나오는 물을 간수라 한다. 이 과정을 거쳐야 천일염에서 쓴맛이 빠지는데, 이 쓴맛의 원인이 바로 염화마그네슘이다. 간수를 뺀 천일염은 마그네슘 함량이 적을 수밖에 없다.

게다가 천일염에는 갖가지 불순물이 섞여있다. 깨끗해 보이는 바닷물도 현미경으로 살펴보면 플랑크톤이나 물고기 알, 벌레 등 무수히 많은 생명체들이 관찰된다. 그러한 생물체들이 천일염 안에 고스란히 담겨있다. 천일염을 물에 녹인 후 방치하면 바닥에 개흙(진흙)이 가라앉는 것을 볼 수 있다. 미량의 중금속도 문제지만, 최근에는 미세플라스틱의 위험성이 제시되고 있다. 몸에 좋기만 한 것은 아니라는 뜻이다.

이러한 불순물을 여과하여 제거한 후 만든 소금이 정제염이다. 따라서 정제염에는 미네랄 성분이 거의 없다. 다만 불순물도 대부분 제거되기 때문에 그 부분에서는 염려할 필요가 없다. 정제염은 보통 가공식품을 만드는 공장에서 많이 사용한다.

가정에서 가장 많이 사용하는 소금은 재제염이다. 일명 꽃소금이라부르는데, 천일염을 깨끗한 물에 녹여 불순물을 제거하고 끓여 만드는 소금이다. 미네랄이 상당부분 감소하지만, 불순물이 적어 비교적 안심하고 먹을 수 있다는 장점이 있다.

이렇게 소금마다 장단점이 있다. 물론 천일염에는 마그네슘, 칼륨, 칼슘 외에도 수많은 미량의 미네랄들이 포함되어 있지만 건강에 미치는 영향을 정확히 파악하기 어렵고, 천일염만으로 섭취하기에는 그 양이 만족스럽지 못하기에 결국 다른 식품으로부터 섭취하는 수밖에 없다. 뇌건강에 천일염이 필수적인지에 대해서는 다시 한 번 생각해볼 필요가 있다.

## 와인 한 잔에 기억력 한 조각

"술은 절대로 마시면 안 되지요?"

환자 뒤에서 보호자가 눈을 찡긋하며 내게 묻는다. 나는 얼른 맞장구를 친다.

"그럼요. 절대 마시면 안 되죠. 술은 뇌를 망가뜨립니다. 이제부터는 술을 끊으셔야 해요."

나의 대답에 보호자의 얼굴에는 미소가 번지고, 환자의 얼굴에서는 착잡함이 어린다. 보호자가 이런 대답을 유도하는 환자는 대부분 하루에 소주 한 병 이상 마시는 애주가다. 술을 마시면 여러 가지 신체에 안 좋은 영향을 미치기 때문에 술은 꼭 끊으시라고 말씀드린다.

그런데 이 말이 과연 진실일까? 아니다. 나는 거짓말을 하고 있다.

약간의 술이 건강에 이로울 수 있다는 것은 많은 사람들이 알고 있다. 그런데 치매는 어떨까? 술과 치매의 관계에 대해 아직은 논란이 있지만, 대부분의 연구결과는 '적당한 음주는 치매를 예방하는 효과가 있다.'고 말한다. 내가 환자에게 했던 말과는 정반대다.

지금까지의 연구결과 하루에 1~3잔 정도의 술은 치매의 발생을 낮춰준다. 술을 아예 안 마시는 사람보다도 치매에 덜 걸리는 것이다. 그럼에도 불구하고 내가 술을 마시지 못하게 하는 이유는, 한국 특유의 음주문화 때문이다.

한국에서는 술을 딱 한 잔 마시고 끝나는 경우가 거의 없다. 일단 소주를 한 병 따면 다 마시고 가는 것을 당연하게 여긴다. 흘린 술도 아까워하는데 남기고 갈 리가 없다. 즉, 한두 잔만 마시고 끝나기가 매우 힘들다.

연구결과에서 치매의 발생률을 낮추는 것은 하루 3잔까지다. 그 이상 마시게 되면 신경독성에 의해 뇌가 손상된다. 매일 술만 마시고 안주나 식사를 게을리 하는 사람은 비타민B1이 부족해져 뇌손상이 일어나고, 그대로 방치될 경우 베르니케 뇌증에 걸려 지속적인 어지럼증과 보행장애, 기억장애가 일어날 수 있다. 술은 암을 일으키기도 하고, 알코올 중독 등의 정신적인 문제를 일으킬 수 있으며, 사고의 위험성도 높아진다.

각종 연구결과에 따르면, 뇌에 도움이 되는 술은 바로 '레드와인'이다. 소주, 위스키, 보드카 등의 증류주나 맥주는 효과가 적거나 오히려 해가 된다는 결과가 있다. 레드와인에 들어있는 폴리페놀이 뇌를 보호하는 역할을 할 것으로 생각되는데, 안타깝게도 우리나라에서 주로 마시는 술은 아니다. 유럽에서는 스테이크에 와인 한 잔 곁들이는 것을 좋아하겠지만, 우리는 삼겹살에 소맥을 마시는 민족이다. 특히 치매 어르신들이 와인을 드실 리 없다. 대부분 소주 아니면 막걸리다.

이런 이유로, 나는 치매환자들에게 술을 마시지 말도록 교육한다. 하지만 이 책을 읽으신 분들은 레드와인이 좋다는 것을 알았으니 가끔씩 레드와인 한 잔을 하면서 뇌를 보호해보는 것도 좋을 것이다. 거듭 말하지만, 과음은 금물이다. 딱 분위기 낼 정도만 마시자.

## 고등어가 최고다

오메가-3가 몸에 좋다는 이야기는 많이 들어보았을 것이다. 그런데 도대체 오메가-3란 무엇일까? 오메가-3를 이해하려면 일단 포화지방과 불포화지방부터 알아야 한다.

지방은 지방산(fatty acid)과 글리세롤(glycerol)이 결합된 화학물질이다. 지방산 분자를 구성하는 탄소 원자들은 모두 단일결합으로 이루어져있는데, 이를 포화지방산이라 한다.

그런데 단일결합이 아닌 이중결합으로 연결되는 경우가 생기는데, 이를 불포화지방산이라 한다. 오메가-3는 바로 이 불포화지방산에 속한다. '오메가'는 맨 끝을 뜻하는데, 오메가-3란 탄소원자 맨 끝에서 세 번째 결합이 이중결합으로 이루어진 지방산을 뜻한다.

오메가-3는 한 가지 물질을 뜻하지는 않는다. 주로 알파-리놀렌산($\alpha$-Linolenic acid; ALA), 아이코사펜타엔산(Eicosapentaenoic acid; EPA), 도코사헥사엔산(Docosahexaenoic acid; DHA) 등이 오메가-3 군에 속하며, ALA는 주로 식물에 많이 함유되어 있고 EPA와 DHA는 생선에 많다(흔히 머리가 좋아지게 한다고 광고에 나오는 DHA가 바로 이것이다).

오메가-3는 몸에 해로운 중성지방의 수치를 낮춰준다. 오메가-3는 건강에 매우 좋은 영향을 미치는 것으로 알려져 있는데, 치매 또한 마찬가지다. 오메가-3를 많이 섭취하는 사람일수록 치매에 걸릴 확률이 낮다.

그렇다면 무엇을 먹어야 오메가-3를 많이 섭취할 수 있을까? ALA

는 식물에서 주로 섭취할 수 있는데, 가장 좋은 것은 바로 아마씨다.

여기에서 고개를 갸웃하는 분들이 많을 것이다. 도대체 아마씨가 뭐지? 아마란 아마과의 한해살이풀이다. 여름에 흰색 혹은 청자색 꽃을 피운다. 아마의 씨앗은 꼭 참깨와 비슷하다. 볶아서 먹어보면 깨와 비슷한 식감이 느껴진다. 고소하기는 한데 깨에 비하면 약간 밋밋한 맛이다. 인터넷 쇼핑몰에서 쉽게 구입할 수 있다.

나도 오메가-3에 대해 알아보기 전까지는 아마씨가 뭔지 몰랐다. 그만큼 다소 낯선 식재료라 어떻게 먹어야 할지 고민이 될 수 있다. 요거트 등에 뿌려서 먹으면 편하고, 우유와 함께 갈아 마셔도 된다. 밥에 뿌려 먹는 것도 가능하다.

만약 아마씨가 낯설다면 친숙한 것도 있다. 바로 들기름이다. 들기름에는 ALA가 다량 함유되어 있다. 깻잎 또한 마찬가지다. 깻잎 덕분에 우리나라 사람들은 외국인에 비해 오메가-3를 더 쉽게 섭취할 수 있다. 호두나 대두, 귀리에도 포함되어 있다.

하지만 뭐니 뭐니 해도 오메가-3 하면 어유(물고기 기름)를 빼놓을 수 없다. 현재 시중에서 팔고 있는 오메가-3 영양제는 대부분 어유 성분이다. 생선에는 EPA와 DHA가 다량 함유되어 있다. 그래서 오메가-3 영양제를 먹은 후 트림을 하면 비린내가 올라온다.

오메가-3가 많이 함유되어 있는 생선으로 고등어를 빼놓을 수 없다. 한국 식단에 가장 친숙한 생선이다. 구워먹고 조려먹고 끓여먹으면 오메가-3를 충분히 섭취할 수 있다. 그 외에도 정어리, 멸치에도 포함되어 있고 연어나 청어를 회로 먹는 것도 좋다. 캐비어에도 들어 있으나 오메가-3 섭취를 위해 캐비어를 챙겨먹을 일은 없으니 제외하겠다.

오메가-3는 영양제로 섭취하는 것도 좋지만, 아무래도 천연의 식재료에서 얻는 것이 더 나으리라 생각한다. 고기를 구워먹을 때는 꼭 깻잎에 쌈을 싸먹고, 고등어와 정어리 요리를 즐기고, 뷔페에 가면 꼭 연어를 챙겨먹자. 그것이 바로 치매를 예방하는 길이다.

## 크릴 오일은 필수일까?

영양제의 역사는 길다. 패션이 바뀌듯 영양제의 유행도 바뀐다. 내가 어렸을 때에는 비타민C가 영양제의 대명사였다. 시대를 이어가며 스테디셀러가 된 종합비타민과 홍삼추출액이 있지만, 그 외에도 토코페롤, 로열젤리, 글루코사민, 코엔자임Q10, 프로바이오틱스, 오메가-3 등이 인기를 끌었다. 그리고 최근 가장 핫한 영양제는 바로 크릴 오일이다.

크릴 오일은 말 그대로 크릴새우에서 추출한 오일이다. 오메가-3가 함유되어 있으며, 세포막 형성에 도움이 되는 인지질과 강력한 항산화제인 아스타잔틴이 있어 건강에 매우 좋다고 광고를 한다. 남극해 청정지역에서 서식하는 크릴새우이기 때문에 깨끗하고, 먹이사슬 최하단인 크릴새우라 중금속 축적도 걱정할 필요가 없다고 한다. 모두 맞는 말일까?

일단 크릴새우가 무엇인지부터 알아보자. 이름은 새우지만 크릴새우는 새우가 아니라 난바다곤쟁이과의 동물 플랑크톤이다. 크기는 1~6cm 정도이며 투명하다. 남극해에서 자라는 각종 동물들의 먹이가 되며, 우리나라에서는 낚시 미끼로 많이 쓰인다. 남극해에서 이 작은 생물을 대규모로 잡아들여 만든 것이 크릴 오일이다.

요즘 광고를 보면 크릴 오일은 필수적으로 먹어야 하는 영양제 같은데, 과연 그럴까? 특히 어유 성분의 오메가-3(일반적으로 우리가 알고 있는 오메가-3 영양제가 여기에 속한다. 크릴 오일과의 구분을 위해 피쉬 오일이라 칭하겠다)와의 비교에서 크릴 오일이 더 좋다고 하는

치매 예방을 위한 두뇌성형

데, 정말 그럴까? 성분을 한번 살펴보자.

광고에서 크릴새우가 몸에 좋다고 주장하는 근거는 인지질, 아스타잔틴, 오메가-3 성분이다. 그런데 인지질은 크릴새우에만 있는 것이 아니다. 매우 다양한 식재료에 포함되어 있는데, 특히 콩이나 달걀노른자에 많다. 예를 들어 크릴 오일 한 알에 들어있는 인지질의 함량이 50%라 하면 500mg을 섭취하는 것인데, 달걀노른자 하나에는 약 2,000mg의 인지질이 들어있다. 식사를 골고루 잘 하는 사람은 인지질 성분이 부족한 경우가 많지 않다.

아스타잔틴의 성분 또한 강조되고 있다. 우리 몸에 활성산소가 쌓이면 DNA나 지질에 반응하여 독성 손상을 입힌다. 이러한 활성산소와 반응하여 손상이 생기지 않도록 제어하는 물질을 항산화제라 하는데, 비타민C 혹은 비타민E 등이 대표적이다. 아스타잔틴은 강력한 항산화제로 비타민C에 비해 약 6,000배의 효능을 가지고 있다고 한다.

이렇게 말하면 아스타잔틴을 필수적으로 먹어야 할 것으로 생각될 텐데, 아스타잔틴 또한 크릴새우에만 들어있는 것이 아니다. 크릴 오일이 빨간 색을 띠는 것이 바로 아스타잔틴 때문이다. 빨간 색을 띠는 수생동물에 다량 포함되어 있는데, 꽃게, 새우, 랍스터, 연어 등에서 나타나는 색깔이 바로 아스타잔틴 때문이다. 즉, 지금까지 우리는 알게 모르게 아스타잔틴을 꾸준히 먹어왔던 것이다.

안타깝게도 크릴 오일에 들어있는 아스타잔틴의 양은 매우 적다. 일반적으로 200mcg(0.2mg) 정도의 아스타잔틴이 들어있는데, 항산화력이 비타민C에 비해 약 6,000배의 효능이라 하나 아스타잔틴 0.2mg에 6,000배를 하면 비타민C 1,200mg의 항산화력에 해당한다. 시중에서 파는 비타민C 함량이 대략 1,000mg이라는 것을 생각해보면 대단한 차이가 나는 것도 아니다. 비타500 등의 음료에 쓰여 있는 숫자가 비타민C의 mg 함량이다. 크릴 오일은 효능이 6,000배지만 함량 또한 비타민C의 1/5,000이다. 즉, 비타민 한 알과 비슷한 항산화작용이다. mcg와 mg의 단위를 잘 확인해야 한다. 숫자놀이일 뿐이다.

결국 인지질도, 아스타잔틴도 크릴 오일을 선택할 결정적인 이유가 되지 않는다. 남은 것은 오메가-3 성분인 EPA와 DHA가 얼마나 함유되어 있는가인데, 일반적으로 크릴 오일 한 알에는 약 300mg의 오메가-3 성분이 포함되어 있다. 그렇다면 피쉬 오일에는 오메가-3가 얼마나 들어있을까? 보통 500~1,000mg의 EPA 및 DHA가 들어있다.

크릴 오일을 비하하고자 하는 것이 아니다. 크릴 오일에는 여러 가지 좋은 성분들이 많이 함유되어 있다. 그것은 부정할 수 없는 사실이다. 하지만 그 성분의 양이 만족스럽지 않은 것도 사실이다. 크릴 오일에 아쉬운 점이 2가지 있는데, 그중 첫 번째는 가성비다. 크릴 오일은 피쉬 오일에 비해 가격이 비싼 편이다. 그런데 EPA 및 DHA의 함량은 오히려 피쉬 오일보다 적다. 비용이 부담스럽지 않다면 크릴 오일을 먹는 게 더 편하게 여러 가지 영양소를 섭취하는 방법이지만, 가성비를 무시할 수는 없다.

두 번째는, 크릴새우가 남극해의 먹이사슬 최하단에 있는 동물 플랑크톤이라는 것이다. 크릴새우를 먹이로 하는 생물이 너무나 많고, 크릴새우가 있어야 남극해의 먹이사슬이 온전하게 유지된다. 만약 크릴새우가 지속적으로 남획되면 남극의 생태계는 더욱 혼란에 빠지지 않을까 걱정된다. 사람은 생태계의 최상위 포식자다. 최상위 포식자다운

치매 예방을 위한 두뇌성형

식생활을 해야지, 최하단의 플랑크톤까지 먹어치우는 건 너무한 처사
가 아닐까. 생각해볼 문제다.

# 369가 아니라 6912다

항산화제 이야기가 나온 김에 조금 더 관련된 이야기를 해보고자 한다. 호모시스테인의 중요성에 대한 이야기다. 호모시스테인은 메티오닌의 대사물질로 혈관 벽에 산화성 손상을 일으킨다. 손상 부위에서 혈전이 생성되는 것을 촉진시켜 혈관성 질환을 발생시키는 것으로 유명하다. 최근에는 인지기능의 저하가 있는 노인에게서 혈중 호모시스테인 농도가 높은 것이 밝혀져 알츠하이머 치매와의 연관성도 높다고 알려져 있다. 아마도 산화적 손상이나 베타 아밀로이드의 상승 등에 의해 발생하는 것이 아닐까 싶은데 명확하게 밝혀지지는 않았다.

혈중 호모시스테인의 상승은 뇌혈관 질환을 일으켜 혈관성 치매의 발병률을 높인다. 따라서 이를 낮추려는 노력이 필요한데, 가장 효과적인 방법 중 하나가 바로 비타민B6, B9, B12를 복용하는 것이다. 공교롭게도 3의 배수인데, 우리가 삼육구~ 삼육구~! 하며 놀이를 하는 것처럼 생각하면 외우기 쉽다. 다만 3,6,9가 아니라 6,9,12다.

비타민B6는 여러 가지 음식에 포함되어 있다. 연어, 새우, 참치, 바나나, 우유, 견과류, 콩, 시금치, 당근, 아보카도 등이다. 비타민B9(folic acid)은 엽산(葉酸)이라고도 부르는데, 잎 엽(葉)에서 알 수 있듯 나뭇잎을 뜻하는 라틴어 folium으로부터 유래했다. 익히지 않은 녹색 잎채소에 많이 함유되어 있다. 따라서 채소를 많이 먹으면 비타민B9 결핍이 일어나지 않으나, 조리 과정에서 열을 가하면 함유된 비타민 B9의 대부분이 파괴되므로 주의해야 한다.

비타민B12는 소고기, 닭고기, 조개, 연어, 고등어, 달걀, 우유 등 동물성 식품에 존재한다. 특히 비타민B12가 부족한 경우 신경퇴행성 질환이 잘 일어나는 것으로 알려져 있다. 비타민B12 결핍은 피곤, 우울감, 기억력감소, 심지어는 조현병까지도 야기한다고 한다. 반드시 섭취해야만 하는 비타민이다.

나는 처음 내원한 환자에게 인지저하 관련 검사를 할 때 꼭 비타민B12 검사를 한다. 전체 인구 중 약 10%~40% 정도에서 비타민B12가 결핍되어 있다고 한다. 이런 경우 비타민B12 보충이 꼭 필요하다.

비타민B6,9,12를 섭취하려면 고기와 채소를 골고루 섭취하면 된다. 뭐든 적절히 먹는 것이 중요하다. 치매를 예방하는 가장 쉬운 방법이다.

## 간식은 커피에 다크 초콜릿 어떠세요?

비타민B 외에도 여러 가지 항산화제들이 치매 예방 효과가 있다고 알려져 있는데, 과일과 채소에 많이 들어있는 비타민C, 그리고 고구마나 아몬드, 피칸, 해바라기 씨, 올리브유 등에 들어있는 비타민E 등이다. 그 외에도 여러 가지 항산화제가 치매 예방에 도움이 되는데, 폴리페놀 또한 그렇다.

폴리페놀이라 말하면 낯설어하는 분이 계시겠지만, 술과 치매 예방에 대한 이야기를 하면서 레드와인이 치매를 예방하는 데 효과가 있다고 한 것을 떠올리시기 바란다. 레드와인에 들어있는 성분이 바로 폴리페놀이다. 폴리페놀은 한 가지 성분을 뜻하는 것이 아니라, 다수의 페놀 작용기를 가지는 고분자 물질을 말하며, 수천 가지 이상이 존재한다고 한다. 녹차에 든 카테킨(catechin), 포도주의 레스베라트롤(resveratrol)과 탄닌(tannin)이 대표적이며 사과와 양파의 쿼세틴(quercetin)도 있다.

폴리페놀을 많이 섭취하면 치매를 예방할 수 있는데, 레드와인을 먹기 힘들다면 다른 방법이 있다. 바로 다크 초콜릿이다. 다크 초콜릿에는 포도의 3배에 이르는 폴리페놀이 함유되어 있다. 스페인에서 시행한 연구 결과, 다크 초콜릿을 지속적으로 섭취한 사람은 경도인지장애 발생 확률이 낮았다.

커피 또한 폴리페놀이 풍부한 기호식품이다. 커피에는 카페인이 들어있는데, 카페인이 치매를 예방하는 데 효과가 있다는 연구 결과가 있다. 다만 그 결과가 다양해서 아직 확실한 기준이 있지는 않은데, 어떤 연구에서는 하루 3잔 정도의 커피를 마셔야 치매 예방 효과가 있다고 했다. 다만, 치매에 걸리는 시점에 고용량의 커피를 마시는 것은 오히려 해가 될 수도 있다는 결과도 있다. 즉, 커피에 의한 예방 효과를 얻으려면 평소에 꾸준히 커피를 마셔야 하며, 약을 먹듯 갑자기 많이 마신다고 해서 좋지는 않다는 뜻이다. 몸에 좋지 않다는 편견을 갖고 있는 커피가, 누군가에게는 약이 될 수도 있다.

## 비타민D가 뇌를 보호한다

비타민D는 칼슘 대사에 관여하며 결핍 시에는 골다공증과 같은 근골격계 질환을 일으킨다. 최근에는 비타민D가 당뇨병, 심혈관 질환, 자가면역 질환, 암 등과도 연관이 있다고 알려지고 있다. 염증에 의한 신경퇴행성 질환을 예방하며 베타아밀로이드의 생성을 막고 제거를 촉진함으로써 알츠하이머 치매를 예방하는 효과가 있다.

따라서 비타민D가 결핍되지 않도록 해야 하는데, 우리나라는 특히 비타민D가 부족한 사람이 많다. 남성의 86.6%, 여성의 93.3%가 비타민D 결핍상태. 실제로 혈액검사를 통해 환자들의 비타민D 상태를 확인해보면 대부분 기준 이하로 떨어져 있다. 뇌를 보호할 수 있는 여건이 되지 않는다.

이렇게 비타민D가 결핍되는 이유에는 한국인 특유의 식습관과도 연관이 있다. 비타민D는 등푸른생선에 풍부하다. 고등어, 정어리, 참치, 삼치, 연어 등이다. 우리나라 사람들도 생선을 즐겨 먹기는 하지만, 막상 일주일동안 먹는 생선의 수를 헤아려보면 생각보다 많지 않을 것이다. 그 외에는 달걀이나 유제품, 버섯, 견과류 등에 들어있으나 양이 많지 않아 이것만으로 충분한 양을 섭취하기는 힘들다.

햇볕을 쬐어 비타민D를 합성할 수도 있다. 하지만 현대사회에서는 건물 안에서 생활하는 경우가 대부분이고, 비타민D를 만드는 자외선은 유리창을 통과하기 힘들어 피부에 도달하지 못한다. 또한 얼굴이 타는 것을 막기 위해 선크림을 바르거나 화장을 하는 것이 비타민D 합성의 방해물로 작용한다. 특히 우리나라 사람들은 하얀 얼굴에 대한 선망이 있어 햇빛에 노출되는 것을 꺼리는 편이다.

　이런 여러 가지 이유로 인해 비타민D 결핍은 사회에 만연하게 되었고, 알츠하이머 치매의 위험요소가 되었다. 인지저하를 막고 싶다면 등푸른 생선과 목이버섯, 표고버섯을 챙겨먹고 일주일에 한두 시간 정도 햇빛을 쬐어 비타민D 결핍을 막아야 한다. 최근에는 치매환자들이 요양원이나 요양병원에 입소하여 지내는 경우가 많은데, 여건상 산책을 하기 힘들어 비타민D 결핍이 악화되는 경우가 많다. 이때는 영양제를 통해서라도 비타민D를 공급해 인지저하를 막아야 한다.

## 달걀노른자를 먹자

처음 병원에 내원한 환자인데, 본인은 치매 예방약을 먹고 있다고 하는 경우가 있다. 인지검사를 받아보셨냐고 물으면 그건 아니라고 하고, 신경과가 아닌 일반 의원에서 약을 타셨다고 한다. 흔히 말하는 치매 약(도네페질, 메만틴 등)은 인지검사 결과상 급여기준에 맞지 않으면 비급여로 처방해야 하기 때문에 약값이 비싸진다. 그런데 인지검사를 하지도 않고 치매 약을 주었다 하여 어떤 약인지 알아보면, 콜린알포세레이트 제제인 경우가 많다. 주로 타원형의 노랗고 말랑말랑한 연질캡슐 형태다.

요즘은 콜린알포세레이트를 정말 많이들 드신다. 뇌영양제 혹은 치매 예방약으로 알려져 있는데, 콜린알포세레이트가 작용하는 가장 중요한 기전은 뇌에 콜린을 공급하는 것이다. 우리 뇌에서는 신경전달물질인 아세틸콜린의 작용이 중요한데, 이 아세틸콜린의 감소와 콜린성 신경세포 수의 감소가 알츠하이머 치매의 주요 소견이다. 도네페질과 같은 콜린에스테라제 억제제를 사용하는 것도 아세틸콜린의 감소를 막고자 하는 이유 때문이다. 콜린은 아세틸콜린의 전구물질인데, 콜린이 부족한 경우 아세틸콜린의 합성이 어려워지므로 콜린알포세레이트 제제를 먹어 콜린을 보충하고자 하는 것이다. 콜린알포세레이트가 치매의 예방에 효과가 있다고 하는 연구결과들이 나오고 있고, 특히 부작용이 적기 때문에 많은 이들이 복용하고 있다.

다만 콜린은 식사를 통해서도 섭취할 수 있는데, 가장 쉽게 접할 수 있는 것은 바로 알이다. 달걀의 노른자에 콜린이 다량 함유되어 있다.

바다 생선의 알에도 들어있으며 생선, 닭고기, 표고버섯, 간, 콩, 우유, 브로콜리 등에도 들어있다. 퀴노아나 맥주효모에도 들어있으나 국내에서는 낯선 식재료들이다.

달걀노른자는 퍽퍽해서 맛이 없다며, 혹은 콜레스테롤이 높다 하며 흰자만 드시는 분이 계신데, 하루에 한 알 정도 먹는 것은 건강에 큰 해가 되지 않는다. 노른자에도 영양이 풍부하니 치매가 걱정된다면 꼭 챙겨먹도록 하자. 노른자만 챙겨먹어도 굳이 약을 먹지 않아도 되니 얼마나 좋은가.

## 지중해식 식단을 따라하자

 자, 지금까지 뇌를 건강하게 하는 식재료들에 대해 이야기해 보았다. 처음 알게 된 것도 있겠지만, 이미 알고 있던 내용도 많으실 것이다. 뭔가 특별한 것을 원하는, 이런 평범한 식사법보다 조금 더 적극적이고 절제된 식이요법을 원하는 분들이 있으리라 믿는다. 이런 분들을 위해 뇌와 건강에 좋은 식이법 몇 가지를 소개하고자 한다.

 먼저, 유명한 지중해식 식단이다. 지중해식 식단은 심혈관계 질환 예방에 좋다고 알려져 있으며, 치매 예방에도 효과가 있다고 한다. 일단 지중해식 식단이라는 것이 무엇인지부터 알아야 하는데, 좀 더 정확히 말하자면 지중해식 식문화라고 표현하는 것이 옳을지도 모르겠다. 이탈리아와 그리스 사람들이 먹던 음식들에 기초한 식단이다. 지중해식 식단은 콩, 곡물, 채소, 과일을 기본으로 하며 통곡물은 가공을 최소화하여 영양소 파괴를 막는다. 자연산 생선을 곁들이고 소금은 되도록 사용하지 않고 올리브유, 허브와 마늘 등을 사용해 풍미를 높인다. 육류와 유제품은 가끔씩만 즐기고, 레드와인을 식사와 함께 마신다. 이러한 음식을 서로 즐겁게 이야기하며 테이블에서 천천히 먹는 것을 지중해식 식문화라 한다. 지중해식 식단에는 엽산과 비타민E, 항산화성분, 식이섬유, 불포화지방이 풍부해 건강에 좋다.

 또 다른 식이법으로는 DASH 식단이 있다. DASH 식단은 'Dietary Approaches to Stop Hypertension'의 약자인데, 말 그대로 고혈압 환자를 위한 식단으로 개발되었다. 칼륨, 칼슘, 마그네슘이 풍부한 음식을 섭취하고 나트륨을 줄인 식단이다. 채소와 과일, 저지방 유제품이 중심이 되며 통곡물, 견과류, 생선, 닭고기를 곁들인다. 우리나라 사람들은 하루에 약 4,000mg의 나트륨을 섭취하는데, 기본 DASH 식단에서는 하루에 2,300mg을 섭취하도록 하고 있고, 저염 DASH 식단은 1,500mg까지 감량해야 한다. 즉, 지금 먹는 소금의 양을 반 정도 줄여야 한다는 것이다. 원래 고혈압 환자를 위해 만들어진 식단 이지만, 인지저하를 막는 효과도 있다고 한다.

MIND 식단도 있는데, 'Mediterranean-DASH Intervention for Neurodegenerative Delay'의 약자다. 인지저하와 치매를 막는 효과 가 있다고 하며, 엽산과 비타민E, 항산화물질, 식이섬유, 불포화지방 을 섭취하고 포화지방과 트랜스 지방을 피하는 식단이다. 케일, 시금 치, 상추 등의 녹색 잎채소를 많이 섭취하고 블루베리, 딸기, 견과류를 챙겨 먹는다. 음식은 올리브유로 요리하고 육류는 되도록 피한다. 일 주일에 한번은 생선을 먹고 레드와인을 곁들인다. 대신 버터와 마가 린, 치즈, 튀김이나 패스트푸드는 피한다.

모두 건강에 좋은 식단이지만, 솔직히 말하면 우리나라 사람들이 쉽 게 접근할 수 있는 식사법은 아니다. 된장국에 김치를 먹어야 하는 민 족인데 매번 샐러드에 올리브유, 생선만 먹을 수는 없지 않은가. 특히 이런 식단은 외식을 피할 수 없는 직장인들에게는 더욱 실행하기 어 렵다. 다만 이런 식단을 좋아하는 사람이라면 충분히 시도해볼만한 가 치가 있으니 참고하기 바란다.

## 그래서 도대체 뭘 먹으라고요?

의사로 일하면서 허무함을 종종 느끼는데, 장황하게 설명을 하고 환자를 바라보며 "이해되시죠?"라고 물었는데 환자가 아무런 대꾸도 하지 않으면서 동공지진을 일으킬 때다. 얼굴 전체가 "모르겠는데요."라고 답하고 있다.

설명은 너무 장황해도 안 되고, 너무 간단해도 안 된다. 지금까지 치매에 도움이 되는 식단에 대해 이야기했지만 정작 책을 덮으면서 "그래서 도대체 뭘 먹으라는 거지?"라는 생각이 들 수 있다. 내 설명이 명확하지 못했던 탓이리라. 그래서 도대체 인지저하를 막으려면 무엇을 먹어야 하는지 간략하게 정리하고자 한다.

1. 가능하면 미네랄워터를 마시자. 미네랄워터가 없으면 그냥 깨끗한 물을 자주 마시자.
2. 채소를 많이 먹자. 특히 시금치, 깻잎 등 녹색 잎채소를 챙겨먹자.
3. 제철 과일을 챙겨 먹자. 블루베리나 딸기도 놓치지 말자.
4. 빵이나 파스타를 먹을 때는 통곡물로 만든 것을 고르자.
5. 등푸른생선, 연어를 먹자.
6. 견과류를 챙겨 먹자. 아마씨도 잊지 말자.
7. 달걀노른자를 버리지 말고 먹자.
8. 올리브유로 요리하자.
9. 식사 시에는 레드와인으로 분위기를 내자.
10. 간식으로 다크 초콜릿에 커피를 마시자.

이 외에도 치매에 좋은 많은 음식이 있을 테지만, 모두 적을 수는 없으니 이 정도로 마무리하고자 한다.

## 그래서 도대체 뭘 먹지 말라고요?

그렇다면 먹지 말아야 할 음식은 없을까? 물론 있다. 일반적으로 건강에 좋지 않다고 하는 것들인데, 음식에 대한 설명을 마무리하면서 되도록 먹지 말아야 할 음식에 대해서 이야기해보려 한다.

다만, 미리 알아두셔야 할 것은, 지금까지 나온 연구결과는 언제든지 뒤집힐 수 있으며, 연구마다 상이한 결과가 나온 것도 많다는 것이다.

첫 번째로 피해야 할 것은 포화지방과 트랜스지방이다. 포화지방은 실온에서 고체의 형태로 존재하는 기름인데, 버터, 팜유, 코코넛 오일 등이다. 포화지방을 과다 섭취하는 경우 혈중 콜레스테롤을 증가시켜 뇌졸중이나 심근경색의 발생률이 높아진다. 혈관성 치매의 원인이 되므로 피해야 한다. 트랜스지방이란 액체상태의 불포화지방을 인위적으로 경화시킨 것으로, LDL 콜레스테롤을 높이고 HDL은 낮춰 역시 뇌혈관질환 등을 일으킨다. 마가린, 마요네즈, 초콜릿 등에 포함되어 있고 튀김류에도 들어있을 수 있다.

두 번째, 과다한 음주다. 하루에 한두 잔 정도의 레드와인은 인지저하를 예방하는 데 도움이 되지만, 그 이상의 술을 마시면 건강에 해롭게 작용한다. 특히 같은 술이라도 맥주나 증류주는 인지저하에 큰 도움이 되지 않는다 하니 피하는 것이 좋다.

세 번째, 과다한 나트륨 섭취를 피해야 한다. 나트륨은 우리 몸에 꼭 필요한 미네랄이지만, 과하게 섭취할 경우 고혈압을 악화시켜 뇌혈관질환의 원인이 될 수 있다. 이미 지중해식 식단 및 DASH 식단이 인지저하 예방에 효과가 있다는 연구 결과들이 나와 있으니, 되도록 소금의 섭취를 줄이는 것이 좋다.

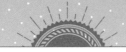

# 노트북

(이 글은 영화 내용에 대한 스포일러를 포함하고 있습니다.)

시골청년 노아는 도시처녀 앨리를 만나 사랑에 빠진다. 노아의 적극적인 구애에 앨리도 그를 사랑하게 되고, 둘은 행복한 시간을 보낸다. 하지만 앨리의 부모님은 목재소에서 일하는 노아를 탐탁지 않게 여기고, 억지로 헤어지게 만든다. 7년의 시간이 흐른 후 다른 남자를 사랑하게 된 앨리는 약혼까지 하게 되는데, 우연히 노아의 소식을 듣게 된 그녀는 그를 찾아간다. 그리고 다시 사랑에 빠지게 된다.

치매에 걸린 아내를 끝까지 지키고 돌보는 지고지순한 남자 노아의 이야기를 담은 영화 「노트북」은, 사실 치매 자체보다는 둘 사이의 로맨스 이야기가 90% 이상이다. 이 영화에서 치매라는 설정은 감동을 더하기 위한 기구 정도로 소비된다. 하지만 그런 부분을 차치하고서라도, 자체로 아름다운 영화이니 꼭 한번 감상해보시길 바란다.

노아가 자신들의 이야기를 치매에 걸린 앨리에게 이야기해준 것은 일종의 회상요법(Reminiscence Therapy)이다. 환자가 자신의 과거를 떠올릴 수 있도록 과거와 연관된 힌트를 제시하는 것인데, 마치 소설 이야기를 하듯 흥미를 끌어 자연스럽게 기억을 떠올리게 한 것은 매우 좋은 접근법이라 생각된다. 하지만 잠시 기억이 돌아왔다가 다시 원래대로 돌아간 앨리에게 자신이 노아라고 기억을 강요하는 장면에서 앨리는 공포와 불안을 느끼게 되고 결국 진정제를 맞는 지경에 이른다.

이렇듯 치매환자는 잠시 증상이 좋아졌다 해도 다시 나빠지는 것을 반복한다. 마치 고장 난 형광등처럼 불이 들어왔다 나갔다 하듯 깜박거린다. 치매 진단을 받고 약을 복용한 후 증상이 일시적으로 호전되는 환자들이 있다. 보호자는 내게 와서 많이 좋아졌다며 감사하다고 인사를 하지만, 나는 "좋아지셨다니 다행이네요." 정도의 대답만 할 뿐, 더 이상 긍정적인 신호를 보내지 않는다. 증상은 일시적으로 좋아질 수도 있지만, 마찬가지로 다시 나빠질 수 있기 때문이다.

치매환자를 치료함에 있어서 중요한 것은, 일희일비하지 않는 것이다. 좋아지면 좋아지는 대로 감사한 일이고, 나빠지면 나빠지는 대로 절망에 빠지지 않도록 마음을 다스려야 한다. 자칫 조급한 마음에 환자를 몰아세우다 보면 상태는 더 악화되게 마련이다. 그래서 치매는 환자도 힘들고, 보호자도 힘든 병이다.

# PART. 6

# 관리만 잘 해도
# 뇌는 건강해진다

## 치매를 예방하는 아홉 가지 방법

2018년 의학저널 『란셋 The Lancet』에 전체 치매환자의 35%는 아홉 가지 위험요소를 제거함으로써 치매를 예방할 수 있다는 글이 실렸다. 그 아홉 가지 위험요소는 저학력, 고혈압, 비만, 흡연, 우울증, 운동부족, 당뇨, 사회적 고립, 난청이었다. 주변에서 흔히 볼 수 있는 질환들이다. 치매의 예방에 있어서 대단히 특별한 것이 있는 게 아니다. 이렇게 사소하고 흔한 질환들이 교정되지 않으면 결국 치매로 이어지는 것이다.

치매 예방에 대하여 지금까지 많은 이야기를 했다. 이제 마지막 장에 이르렀고, 우리의 신체를 관리하여 치매를 예방하는 방법에 대해 설명하려고 한다. 이번 장에서는 질병에 대한 이야기가 주로 나올 것이다. 특히 혈관성 치매의 경우 뇌혈관질환의 원인이 되는 기저질환을 관리하지 않으면 결코 막을 수 없다. 고혈압과 당뇨를 조절하는 것은 너무 기본적인 것이라 간과하기 쉽다. 뭐든 등잔 밑이 어두운 법이다.

이미 저학력과 사회적 고립의 위험성에 대해서는 앞에서 설명했기 때문에 다시 부언할 필요는 없을 것으로 생각된다. 이번 장에서는 란셋에 실린 아홉 가지 외에도 우리 주변에서 쉽게 볼 수 있는 치매 관련 질환 및 증상에 대해서도 몇 가지 추가해 이야기할 예정이다.

사람들은 뭔가 특별한 것을 원한다. 치매에 좋은 명약이라고 누군가가 이야기하면 너도나도 몰려들어 비싼 돈을 내고 구입해 먹는다. 한 동안은 치매를 예방하는 주사나 레이저 시술이 있다며 나에게 같은 시술을 요구하곤 했다. 10만 원짜리 주사를 일주일에 한 번씩 열 번 맞으면 치매에 걸리지 않는다거나, 혈관에 레이저를 쏘면 치매에 걸리지 않는다는 이야기를 들었다며 찾아오는데, 그럴 때마다 나는 그런 거 모른다고 고개를 저었다. 그러면 환자는 나를 실력 없는 돌팔이 바라보는 눈빛으로 쏘아보고 진료실을 나가곤 했다. 나는 그러한 소문이 어디에서 시작되었는지, 누가 그런 말을 하는지 알고 싶지도 않고 관심도 없다. 다만, 내가 알고 있는 지식으로는, 뇌에 영양을 공급하는 정도의 수액요법은 있을지언정, 그렇게 치매를 완전히 예방하는 '통계적으로 유의한' 시술은 없다. 정말 단순하게 생각해보자. 그렇게 좋은 시술이 있다면 치매환자가 생길 이유가 없지 않을까? 정말 100만 원어치 주사를 맞아서 치매에 걸리지 않는다면 아마 국가에서 무료로 놔줄 것이다. 치매환자에게 들어가는 재정이 어마어마한데, 한 사람당 100만 원이면 정말 헐값에 치매를 예방하는 것이다. 그렇다면 정부에서는 왜 그 주사를 무료로 놓아주지 않는 것일까? 다 이유가 있는 법이다.

치매 예방을 위한 두뇌성형

모든 것은 기본이 중요하다. 쉽게 얻을 수 있는 것은 없다. 가장 확실하게 효과를 얻을 수 있는 방법, 그것은 꾸준히 관리하는 것뿐이다. 첫술에 배부른 사람 없다. 이제 아홉 가지 방법 중 나머지들에 대해서 천천히 알아보도록 하자.

## 고혈압이 치매를 만든다고요?

고혈압은 너무나 흔한 질환이다. 얼마나 흔하냐면, 30세 이상의 성인을 대상으로 한 통계에서 28.3%가 고혈압이었다. 특히 남성은 33.2%로, 전체 인구의 1/3 정도에 해당한다. 너무 흔히 보다보니 대수롭지 않은 질환으로 생각되기도 한다. 하지만 고혈압은 심혈관질환 및 뇌혈관질환을 일으킬 수 있으며, 치매의 위험요소이기도 하다.

고혈압은 뇌혈관의 재구성을 통해 뇌의 구조와 기능을 변화시키고 혈류를 감소시켜 치매를 일으킨다고 알려져 있다. 또한 베타아밀로이드의 제거를 막기도 한다. 최근 연구에서는 약으로 고혈압을 치료하면 혈관성 치매뿐만 아니라 알츠하이머 치매의 위험도 16% 감소시키는 것을 발견했다. 어떤 약을 사용하는지에 따른 차이는 거의 없었다.

30대 혹은 40대에 혈압이 높은 사람들이 꽤 많다. 이들에게 고혈압 약을 드시냐고 물으면 대부분 고개를 젓는다.

"고혈압 약은 한번 먹으면 계속 먹어야 한다면서요?"

"식이요법이랑 운동으로 고쳐보려고요."

물론 저염식과 체중조절 등으로 혈압을 낮출 수는 있다. 하지만 실제로 성공하는 사람은 많지 않다. 그냥 속절없이 세월만 흐를 뿐이다.

고혈압 약을 한번 먹기 시작하면 끊지 못하고 계속 먹어야 한다며 처음 약을 먹는 시기를 늦추려는 분들이 있는데, 혈압약은 먹다가 끊는다고 큰일이 나는 건 아니다. 그냥 혈압이 다시 올라갈 뿐이다. 혈압약을 끊지 못하는 게 두려워 시작조차 하지 않는다면, 고혈압의 합병증 확률은 계속 올라갈 뿐이다.

여러 연구에서, 40대와 50대에 고혈압을 치료하지 않으면 20~30년 후, 즉 60~80대가 되면 치매에 걸릴 위험이 높아진다는 결과가 나왔다. 중년에 고혈압을 관리하는 것이 매우 중요하다는 뜻이다. 반면, 노년의 고혈압과 치매의 연관성은 명확하지 않았다. 80대 이상에서는 고혈압이 인지저하를 일으킨다는 연관성을 찾지 못했고, 일부 연구에서는 보호적인 역할을 한다는 결론이 나오기도 했다. 즉, 80대 이후의 노년에서는 저혈압이나 수축기 160mmHg 이상의 심한 고혈압만 인지저하와 연관이 있다는 것이다.

만약 본인이 40대 이전에 고혈압을 진단받았다면, 차라리 빨리 약을 먹어 고혈압을 관리하는 것이 좋다. 만약 운동을 열심히 하고 살을 빼서 혈압을 낮추게 된다면 그때 혈압약을 끊으면 된다. 치료를 하루하루 미루다가는 치매가 하루하루 먼저 다가올지도 모른다.

## 저혈압이 치매를 만든다고요?

고혈압의 위험성은 대부분의 사람들이 알고 있다. 그래서 혈압을 낮추기 위해 많은 노력을 기울인다. 하지만 혈압이 낮다고 해서 마냥 좋은 것만은 아니다. 지나치게 낮은 혈압은 우리 몸의 주요 장기에 공급되는 혈류량을 감소시켜 문제를 일으킨다. 뇌 또한 마찬가지다.

흔히 기립저혈압이라 하는, 갑자기 일어나거나 오래 서 있을 때 발생하는 저혈압을 심심치 않게 볼 수 있다. 오래 쪼그리고 앉았다가 일어날 때 머리가 띵하면서 눈앞이 캄캄해지고 별이 반짝거리는 듯한 느낌을 수초간 느끼는 것이 전형적인 증상이다. 대부분 가만히 주저앉고 있으면 이내 증상이 사라지는데, 심한 경우에는 실신까지도 가능하다.

기립저혈압을 잠깐 지나치는 어지럼증으로 생각하고 대수롭지 않게 생각하는 사람들이 많은데, 그렇지 않다. 기립저혈압은 치매와 연관이 높다. 2019년 발표된 논문에 따르면 기립저혈압은 약 20% 정도 치매 발병 가능성을 높인다고 한다. 아마도 뇌로 가는 혈류가 줄어 기능이 저하되는 것이 아닐까 한다. 기립저혈압은 파킨슨병 등 퇴행성 뇌질환 환자에서도 발생하지만, 고혈압 약이나 전립선비대증 치료제 등의 부작용으로 나타나기도 한다.

약물에 의해 나타난 기립저혈압은 약을 감량하거나 대체해서 나아지게 할 수 있다. 지속적으로 혈압이 낮은 경우 물을 마시거나 음식을 짜게 먹어 혈압 상승을 도모해야 한다. 우리나라 사람들은 짜게 먹는 것이 건강에 좋지 않다고 생각하는 경향이 있는데, 항상 그런 것은 아니다. 기립성저혈압이 있는 사람은 좀 짜게 먹어야 삼투압을 통해 수분을 저장할 수 있다. 소금이 항상 나쁜 것만은 아니다.

기립저혈압에 가장 효과적인 방법 중 또 하나는 하체 운동이다. 기립저혈압이란 하체에 혈액이 저류되어 나타나기 때문에 하체, 특히 종아리 근육이 튼튼하면 정맥으로부터 혈액이 순환되는 것을 도와 기립저혈압을 막을 수 있다. 스쿼트나 런지 같은 하체운동을 꾸준히 해줘야 한다.

우리나라 사람들은 무조건 고혈압 탓만 하는 경향이 있다. 어지러워도 고혈압 때문이고, 머리가 아파도 고혈압 때문이고, 뒷목이 당겨도 혈압이 올라서 그렇다고 생각한다. 하지만 진실은 그렇지 않다. 두통이나 어지럼증 때문에 혈압이 오르는 경우가 대부분이다. 오히려 기립저혈압이 두통을 동반하는 경우가 더 흔하다. 고혈압도 주의해야 하지만 혈압이 떨어지는 것도 뇌에는 치명적인 위협이 될 수 있다. 관리가 필요하다.

## 우울증이 결국 치매가 됩니다

　노인은 우울하다. 나이 들어서 뭐 재미날 일이 있겠느냐고 말할 수도 있겠지만, 노인이 느끼는 우울감은 생각보다 심각하다. 인지검사를 하면서 우울 척도를 통해 치매환자의 우울감을 확인해보면, 상당수가 중등도 이상의 우울증을 가지고 있는 것을 알 수 있다. 실제로 통계상 21.1%의 노인이 우울증을 앓고 있는 것으로 알려져 있다. 외국에 비해 우울증을 금기시하는 국내 형편상 실제로 우울감을 느끼는 노인은 통계보다 더 많을 것으로 생각된다.

　예전에는 가성치매라 하여 치매가 아니지만 치매와 비슷한 증상을 일으키는 가짜 치매를 치매와 구분하여 사용하였는데, 그중 대표적인 것이 바로 우울증이었다. 즉, 우울증에 의한 증상을 헷갈려 치매로 진단하는 실수를 하지 말라는 뜻이다. 하지만 최근에는 개념이 좀 바뀌었다. 치매와 우울증은 서로 상관이 없는 질환이 아니라, 우울증이 치매의 위험요소일 수도 있고, 전조증상일 수 있고, 반대로 치매의 증상으로 우울증이 생길 수 있다고 생각한다. 즉, 닭이 먼저인지 달걀이 먼저인지 알 수 없지만 아무튼 매우 밀접한 관계가 있다는 것이다. 최근의 연구 결과상, 젊을 때 나타난 우울증은 치매의 위험을 높이고, 노년에 나타난 우울증은 치매의 초기증상일 가능성이 높다고 한다.

　우리나라 사람들은 우울증에 대해 매우 야박하다. 우울증을 심각한 정신질환으로 생각하는 편견 때문이다. 우울증뿐만 아니라 정신건강의학과의 모든 질환을 안 좋게 보는 경향이 있다. '정신과 진료를 받는다 → 정신 질환이 있다 → 정신이 이상한 사람이다 → 미친 사람이다'

와 같은 논리비약을 통해 정신건강의학과에 다니는 사람을 모두 색안경 쓰고 바라보니 우울증 환자가 제대로 진료를 받을 수 없다. 오죽하면 정신과라는 어감이 좋지 않으니 정신건강의학과로 개명을 했을까. 정신이 이상한 사람이 치료받는 곳이 아니라 정신건강을 책임지는 곳이라는 의미를 담고 싶었을 것이다.

우울증은 마음의 감기라고 할 정도로 흔하게 겪을 수 있는 증상이지만, 사실 가볍게 볼 수만은 없는 질환이다. 제대로 치료를 하지 않으면 여러 가지 문제를 일으킬 수 있고, 특히 지금 이야기한 바처럼 노년에 인지장애를 일으킬 수도 있으니 망설이지 말고 적극적으로 치료에 임해야 한다.

우울감이 있는 환자들의 이야기를 들어보면 걱정거리가 참 많다. 남편이 속을 썩이기도 하고, 금전 문제로 괴로워하기도 한다. 특히 많은 비중을 차지하는 것이 바로 자식들 걱정이다. 아들이 사고를 쳐서 골머리를 앓기도 하고, 딸이 아기를 낳고 힘들어해서 도와주기 시작했는데 나이가 들다 보니 너무 힘에 부쳐 괴롭기도 하다. 그렇다고 해서 모른 척할 수도 없지 않느냐며 한숨을 쉰다. 나는 그런 이야기를 들으면 본인부터 챙기시라고 말씀드린다. 지금껏 남편을 위해, 자식들을 위해 살아왔는데 이제 좀 자신도 챙겨야 할 때가 되지 않았느냐고 말이다. 70대가 되었는데 이제 힘든 일, 싫은 일, 싫은 사람들은 좀 버리고 살아도 되지 않을까. 남을 위한 삶도 좋지만 정작 자신의 삶이 불행하다면 곤란하지 않을까 싶다.

## 흡연은 백해무익합니다

너무나 당연한 이야기라 여기에 글로 적어야 할지 고민이 된다. 흡연은 당연히 건강에 좋지 않다. 폐암 등을 일으키는 것 외에도, 심혈관질환 및 뇌혈관질환의 위험인자다. 뇌혈관을 손상시켜 혈관성 치매를 일으킬 수 있다. 최근의 연구에서는 알츠하이머 치매와의 연관성도 밝혀지고 있다.

흡연의 위험성에 대해서는 떠들어봐야 입만 아프니 자세히 설명할 필요도 없겠지만, 그래도 다시 한 번 상기시키는 의미에서 이야기해보고자 한다. 흡연은 여러 가지 신경생물학적 변화를 야기하는데, 해마의 위축 및 인지저하 등이다. 이미 이야기한 바와 같이 해마는 단기기억에 중요한 역할을 하며 이는 알츠하이머 치매로의 진행을 야기한다.

대신 담배를 끊으면 상당부분 치매의 위험성이 다시 낮아진다고 한다. 그러니 치매가 걱정되신다면 그냥 끊으시길 바란다. 참고로 나도 대학교 2학년 시절, 호기심에 피웠던 담배를 결국 끊지 못하고 전공의 2년차까지 피웠었다. 8년간 하루에 두 갑씩 담배를 피우다가 몸이 너무 망가지는 것 같아 독한 마음으로 끊었는데, 다행히 지금까지도 금연을 유지하고 있다. 담배를 끊고 난 후 매일 가슴에서 끓어오르던 가래와 빠개질 듯한 두통으로부터 상당히 벗어날 수 있었다. 담배를 끊는다는 것은 상당히 힘든 일이지만 건강에 있어 그것만큼 확실한 것도 없다. 꼭 끊으시길 바란다.

## 침묵의 살인자, 당뇨병

당뇨는 정말 골치 아픈 병이다. 대부분의 질환은 병이 진행하면서 뭔가 위험신호를 보낸다. 어딘가 아프거나, 붓거나, 어지럽거나 등등 여러 가지 증상으로 병이 생겼음을 알린다. 그런데 당뇨병은 그렇지 않다. 혈당이 올라가도 느낄 수 있는 증상이 거의 없다보니 치료를 잘 하고 있는지 아닌지도 알 수 없고, 치료의 의지도 줄어들게 만든다.

하지만 그 대가는 혹독하다. 온몸의 혈관이 손상되어 시력이 떨어지고, 신장이 망가지고, 손발이 저리게 된다. 혈액순환이 안 좋다보니 상처가 잘 낫지 않는다. 특히 발가락에 생긴 상처는 계속 곪아 들어가 피치 못하게 발가락을 절단하게 되는 상황에까지 이르게 만든다. 뇌혈관질환과 심혈관질환 또한 당뇨병에 의한 대표적인 합병증이다.

당뇨병은 당연히 치매를 일으킨다. 뇌혈관질환에 의한 혈관성 치매가 대표적이다. 하지만 당뇨병은 그 자체로도 치매와 연관이 많다. 당뇨병은 인슐린 생산에 문제가 있는 제1형 당뇨병과 인슐린 수치에는 큰 이상이 없으나 인슐린 저항성에 의해 문제가 발생하는 제2형 당뇨병으로 나뉜다. 제1형 당뇨병 환자는 나이에 비해 인지수행능력이 다소 떨어지게 되는데, 특히 지적능력이나 사고의 유연성 등에 문제를 일으킨다. 제2형 당뇨병은 인지저하 및 경도인지장애, 알츠하이머 치매와 모두 연관이 있다.

우리나라 사람들의 10.4%가 당뇨병을 앓고 있다. 당뇨병은 한 번에 해결할 수 있는 질환이 아니라 꾸준히 관리해야 하는 만성질환이다. 식이조절이 매우 중요한데, 같은 양을 먹더라도 열량이 낮고 혈당이 천천히 올라가는 식품 위주로 식단을 짜야 한다. 또한 영양소를 균형 있게 섭취해야 한다. 예를 들면 백미보다는 현미나 잡곡밥을 먹어야 하고, 달콤한 간식류(사탕, 케이크, 꿀, 시럽, 달콤한 과자)를 피해야 한다. 살코기나 흰살 생선, 두부는 먹어도 좋으나 튀김이나 삼겹살, 소시지는 조심해야 한다. 채소와 해조는 충분히 섭취하되 지나치게 단 과일은 적게 섭취하도록 하자.

간혹 혈당 조절에 집착하다가 식사량 자체를 줄이는 분도 있다. 물론 탄수화물의 지나친 섭취를 막기 위해 양을 조절할 수는 있지만, 혈당을 낮추는 것이 식사량을 줄이라는 뜻은 아니다. 오히려 영양이 결핍되어 건강을 해치는 경우가 있고, 변비가 심해져서 고생하는 분도 있다. 적절한 양의 음식을 먹으며 비타민, 미네랄 등의 영양을 충분히 공급하고 혈당도 조절하는, 현명한 식사습관이 필요하다.

## 비만이 죄가 되냐고요?

의사 중에는 말과 행동이 다른 사람들이 꽤 있다. 환자에게는 "담배 끊으세요!"라고 혼을 내고서는 점심시간에 담배를 피우고 오는 의사도 있고, "술은 절대 드시면 안돼요!" 하고는 저녁에 소주파티를 하는 의사도 있다. 나는 다행히 현재 술도 잘 안마시고 담배도 안 피우기 때문에 환자에게 떳떳하게 말할 수 있다.

하지만 내가 한없이 작아질 때가 있는데, 바로 "체중 조절하세요."라고 말할 때다. 과체중 의사가 환자에게 살을 빼라고 한들 납득이 될 리가 없다. 물론 나도 변명할 말은 많다. 내가 급격하게 살이 찌기 시작한 것은 힘든 인턴 및 신경과 전공의 시기에, 스트레스를 풀기 위해 저녁에 분식을 3인분씩 시켜서 먹었던 것이 시초였다. 어쨌든 나로서는 살아남기 위한 어쩔 수 없는 선택이었는데, 한번 부풀어 오른 체중은 줄어들 기미를 보이지 않았다.

중간 중간 꽤 날렵한 몸매를 만든 적도 있었지만, 유지하기가 쉽지 않았다. 결국 요요현상 때문에 원상 복귀되었다. 예전에는 마음만 먹으면 살을 금방 뺄 수 있었기 때문에 대수롭지 않게 생각했는데, 40대가 되니 예전과 같은 운동을 하고 같은 식단을 먹어도 체중이 줄지 않았다.

살찐 게 무슨 큰 죄라도 되느냐고 물으실 수 있겠지만, 적어도 뇌건강에 있어서는 큰 죄다. 비만은 고혈압, 당뇨, 고지혈증 등 여러 가지 대사질환의 원인으로 알려져 있다. 바꾸어 말하자면, 비만만 잘 관리해도 상당수의 대사질환을 예방할 수 있고, 그것이 바로 치매로 가는 길을 차단하는 방법이라는 것이다.

우리나라 19세 이상의 34.6%가 비만이며, 특히 남자의 경우 42.8%에 이른다. 동양인은 피하지방보다 내장지방이 많아, 같은 체중의 서양인보다 혈관질환의 위험성이 높다. 나도 건강을 위해 체중을 조절하려고 하고 있으니, 이 책을 읽으시는 분들도 꼭 체중 관리하셔서 건강을 유지하시길 바란다.

비만과 콜레스테롤은 떼려야 뗄 수 없는 관계인데, 5장에서 식단 이야기를 하면서 콜레스테롤에 대한 이야기를 한 바 있기에 콜레스테롤에 대한 이야기는 간단하게 언급하고 넘어가려 한다. 저밀도지질단백질(LDL 콜레스테롤)은 뇌혈관질환을 통해 혈관성 치매를 일으킨다. 치매를 막기 위해 반드시 관리해야 하는 질환이며, 식이요법으로 조절되지 않는다면 약을 복용해서라도 수치를 낮춰야 한다. 고콜레스테롤혈증이 아밀로이드전구단백질(APP) 및 베타아밀로이드의 대사에 관여하여 알츠하이머 치매를 일으킨다고도 하지만, 아직 논란의 여지가 있다. 비만은 콜레스테롤의 대사에 영향을 미칠 수 있으니 이 또한 체중조절이 필요하다.

## 갑상샘 질환을 치료하자

갑상샘이란 목 앞에 위치한 나비모양의 내분비기관이다. 이곳에서 분비되는 갑상샘 호르몬은 우리 몸의 전신적인 대사에 관여하며 부족할 경우 온몸의 대사기능이 떨어지게 된다. 지속적으로 피곤하고 기운이 없어지며 추위에 민감해지고 우울, 부종, 체중 증가, 변비 등의 증상이 천천히 나타난다.

다소 모호한 증상이 조금씩 진행되기 때문에 병이 있다는 것을 깨닫지 못하고 그저 스트레스나 업무 과다에 의한 피로 정도로 생각하며 지내다가 병이 깊어진 다음에야 진단을 받는 경우가 많다. 이유 없는 피로가 지속된다면 갑상샘 호르몬 검사를 꼭 받아보는 것이 좋다.

아직 논란이 있지만, 갑상샘 기능저하증은 알츠하이머 치매의 위험도를 높인다고 알려져 있다. 또한 갑상샘 기능저하증이 동반된 치매환자는 갑상샘 호르몬을 투여하여 수치를 정상화시키면 인지저하가 호전되기도 한다. 따라서 인지저하 환자가 처음 의원에 내원하면 갑상샘 호르몬과 갑상샘 자극호르몬의 혈중 농도를 꼭 확인하여야 한다. 갑상샘 호르몬 하나만 교정하면 좋아질 수 있는 환자인데 괜히 치매 약만 먹는 경우가 발생할 수 있다.

호르몬 이야기가 나온 김에 첨언하자면, 폐경 후 기억력 저하를 호소하는 환자들이 꽤 많다. 폐경을 하면 호르몬 변화가 생기는데, 여성호르몬의 결핍에 의해 안면홍조, 발한, 피로감, 불안, 우울, 기억력 장애, 수면장애 등이 발생하게 된다. 이러한 증상들은 매우 괴롭고 생활에 장애를 일으키기 때문에 호르몬 대체 요법을 받는 사람도 많다.

호르몬 대체 요법을 받을 시 알츠하이머 치매 예방 효과가 있다는 연구가 있었으나, 이후 연구에서는 명확한 관계가 확인되지 않았고, 고령에서는 호르몬 대체 요법이 치매의 위험을 높인다는 결과도 있다. 이 부분에 대해서는 조금 더 연구가 필요하다. 오히려 폐경에 동반된 우울감에 대한 치료가 더 중요할 수 있다.

## 산책은 두뇌의 유효기간을 연장시킨다

대학병원에서 일하다 보면 한 가지 보기 힘든 풍경을 만나게 되는데, 바로 폐쇄병동 환자들의 산책이다. 정신건강의학과 폐쇄병동에 갇혀 지내는 환자들은 정해진 시간에 산책을 한다. 앞뒤로 보호사나 의사가 에스코트를 하며 병원 주변을 천천히 걷는다. 환자복을 입고 무리지어 산책을 하는 모습이 낯설기는 하지만, 그래도 잠시나마 바깥 공기를 쐴 수 있다는 것이 얼마나 다행인가 싶다. 왜냐하면, 치매환자는 산책도 쉽지 않기 때문이다. 대부분의 요양병원은 산책 프로그램이 없다. 아니, 환자가 걷는 것 자체를 썩 좋아하지 않는다. 사고의 위험성 때문이다.

노인은 언제든 넘어질 수 있다. 특별히 길이 울퉁불퉁하지 않아도 방심할 수 없다. 근력이 떨어지고 어지럼증이 있는 환자는 낙상 사고를 항상 조심해야 한다. 특히 사고가 잘 일어나는 곳은 화장실이다. 대변을 보고 간병인을 불러 뒤처리를 부탁해야 하는데, 그게 부끄러운지 혼자 뒤처리를 하려다가 주저앉거나 고꾸라지는 경우가 많다. 그렇다고 볼일을 보는데 앞에서 쳐다보고 있을 수도 없으니 곤란하다. 한번은 할머니 한 분이 자꾸 간호사 스테이션에 들어와 참견을 하고 약이나 주사를 만져댔다. 위험할 것 같아 간호사가 여긴 들어오시면 안 된다고 제지했는데, 살짝 손이 닿은 것만으로 중심을 잃고 쓰러져 고관절 골절이 생겼다. 골다공증이 심한 환자는 간병인이 체위변경을 하는 것만으로도 골절이 생기기도 한다.

그래도 환자를 계속 누워있게 할 수는 없으니 병실 복도라도 걸으며 운동을 하게 하는데, 이때도 간병인 한 명이 딱 붙어서 넘어지지 않나 감시해야 한다. 문제는, 그 간병인이 담당하는 다른 환자를 돌보지 못하는 상황이 발생한다.

이러니 야외 산책은 꿈도 꾸지 못한다. 사고를 줄이기 위해 행동반경을 줄이면 결국 근력은 더 약화되고, 인지는 떨어지게 된다. 인지가 떨어지지 않게 하려면 유산소운동을 해야 하는데, 환경적으로도 신체적으로도 어려움이 많다.

운동이 인지기능을 호전시키는 효과가 있다는 것은 많은 문헌에서 이미 밝혀진 바 있다. 경도인지장애 환자에게 규칙적인 운동을 시행한 결과 인지기능의 호전을 보인 바 있다. 이는 운동이 혈중 코티졸을 감소시켜 스트레스를 해소하고, 뇌에 산소공급을 원활히 하며 비만, 당뇨, 고지혈증, 고혈압 등의 위험인자를 해결해주어 뇌혈관질환을 예방하는 등의 기전에 의해 이루어지는 것으로 알려져 있다. 운동은 알츠하이머 치매 위험성을 45% 낮춘다고 한다.

하지만 중증 치매환자의 경우 운동이 인지저하를 막는 효과가 크지 않다고 한다. 즉, 운동은 치매가 생기기 전의 건강한 노인 상태나 경도인지장애 상태부터 하는 것이 효과적이라는 뜻이다. 유산소운동을 하루 20~30분 정도, 주 3회 시행하는 것이 좋다. 중등도 강도로 시행하며 목표 심박수의 55~70% 정도로 하는 것을 추천한다. 목표 심박수는 잔여 심박수(최대 심박수-안정 심박수)×(0.55~0.7)+안정 심박수로 구하는데, 계산이 어렵다면 약간 땀이 나고 숨이 가볍게 찰 정도로 생각해도 좋다.

운동은 근력이 떨어지지 않게 하는 역할을 한다. 근력이 있어야 야외활동도 하고 사람들과 이야기도 나누게 된다. 즉, 운동 자체가 인지 예비능을 유지하게 하는 중요한 요소인 것이다. 걷고 산책하자. 그것 만으로도 뇌에게는 큰 도움이 된다.

## 치아만 관리해도 집중력이 좋아진다

치매환자의 특성상 보호자와 함께 내원하는 경우가 많다. 나는 딱히 보호자의 성향이나 태도에 불편감을 느끼거나 편견을 갖지 않으려 하지만, 한 가지 거슬리는 보호자가 있다. 바로 딱 딱 소리 내며 껌을 씹는 보호자다.

물론 진료를 받을 때 껌을 씹지 말아야 한다는 규칙은 없다. 껌이야 기호식품이니 당연히 씹을 수 있다. 하지만 환자를 진료하는데 뒤에서 딱 딱 소리를 내며 껌을 씹으면, 그 소리 때문에 신경이 거슬려서 진료를 하기 어려워진다. 내가 편두통 환자라 소리에 민감한 것도 있지만, 여간 신경 쓰이는 게 아니다. 젊을 적에는 껌 씹지 마시라고 보호자께 단도직입적으로 말한 적도 있지만, 요즘은 그냥 참는 편이다. '껌을 씹으면 집중력이 좋아진다 하니, 내 설명을 집중해서 들으시려나보다.' 하면서 말이다.

내가 껌을 씹을 때는 운전할 때와 강의 들을 때가 거의 전부다. 즉, 뭔가 집중해야 할 때다. 씹는 행위는 그저 음식을 잘게 부수고 침과 섞어 삼키기 좋게 만드는 것 이상의 의미가 있다. 바로 그 행위 자체로 스트레스를 풀게 하고 집중력을 높이며 수행능력을 높인다는 것이다. 예전에는 껌을 씹는 야구선수가 별로 없었는데, 언젠가부터 MLB 야구선수들이 타석에 들어서며 껌을 짝짝 씹기 시작했다. 그 이유는 바로 집중력이었다. 껌을 씹으면 집중력이 높아지고 스트레스가 풀리기 때문에 타석에서 조금 더 긴장을 푼 상태로 집중해서 공을 칠 수 있었던 것이다.

치아와 인지장애를 연관 짓는 것도 이러한 개념의 연속이다. 씹는 행위가 집중력과 인지에 도움을 준다면, 씹지 않는 사람은 반대로 인지 기능의 저하가 있을 수 있다. 치아 관리의 중요성이 여기에서 나타난다. 치아가 손상되면 당연히 저작에 문제가 발생하고, 이런 문제가 지속되면서 인지저하가 발생한다. 치아와 두뇌는 전혀 관계가 없어 보이지만, 실은 밀접한 관계가 있었던 것이다.

평소에 치아 관리를 잘 해서 저작 기능을 보존해야 인지저하가 오는 것을 막을 수 있다. 치과 검진을 잘 받아서 문제가 생기기 전에 미리미리 관리하자.

## 청력이 떨어지면 기억력도 떨어진다

노인병원에 있을 때 힘들었던 것 중 하나가, 청력이 떨어진 환자가 많았다는 것이다. 일상적인 목소리로는 대화가 불가능해 목소리를 높여야 했고, 때로는 거의 고함을 지르듯이 귀에 대고 소리를 질러야 했다. 거의 모든 환자들이 청력저하가 있다 보니, 귀에 얼굴을 갖다 대고 큰 소리로 이야기하는 게 버릇이 됐다. 한번은 청력저하가 없는 환자인데 버릇처럼 옆에서 소리를 질렀다가 환자가 깜짝 놀라며 화를 낸 적도 있다.

노인병원에 입원한 환자는 대부분 70대 이상이었고, 100살을 넘기신 분도 간혹 있었으니 청력이 떨어지는 게 이상하다고 생각하지는 않았다. 하지만 돌이켜 생각해보면, '이렇게 대부분의 환자에게 청력저하가 있을 수 있나?' 싶기도 하다. 어쩌면, 지금 내가 이야기하고자 하는 것처럼 청력저하 때문에 치매가 악화된 환자였을 수도 있다.

나이가 들면서 청력이 떨어지게 되는데, 이러한 청력저하가 여러 가지 다른 문제들을 일으키곤 한다. 우울감이 생기거나 사회활동에 제약이 생기거나 하는 것들이다. 그것 외에도 요즘 연구되고 있는 것이 바로 인지장애와의 연관성이다. 청력이 떨어진 사람은 인지저하가 발생할 확률이 높다고 한다. 이에 대한 가설은 여러 가지가 제시되고 있는데, 청력저하 자체가 뇌에 영향을 미칠 수 있다. 청력저하가 있는 사람들의 뇌 MRI를 정상 청력인 사람과 비교했더니 전체 뇌의 크기가 작았으며 뇌위축이 있음을 확인할 수 있었다. 또한 청력저하에 의해 발생한 우울감과 사회활동의 제약이 치매를 일으킨다는 이론도 제시되

치매 예방을 위한 두뇌성형

었다. 인지예비능에 대해 이야기하면서 언급했듯이, 우리의 뇌는 주변의 새로운 자극과 상호 작용하면서 인지를 유지해야 하는데 청력이 떨어지게 되면 주변으로부터 받아들이는 감각적 자극이 부족하게 된다. 사회활동에 제약이 생기면 외부로부터 받아들여 축적할 수 있는 인지예비능이 점점 줄어든다.

노인성 난청은 보청기를 사용함으로써 증상을 호전시킬 수 있는데, 보청기를 사용한 그룹은 사용하지 않은 그룹에 비해 인지저하가 심하지 않았으며, 난청이 있는 노인에게 3개월간 보청기를 사용한 후 검사를 했더니 우울감과 인지능력이 모두 개선되었다는 연구도 있다.

한 가지 주의할 점은, 청력이 떨어지면 인지상태를 검사할 때에도 제약이 생긴다는 것이다. 잘 들리지 않는 상태에서 검사를 시행하게 되면 검사의 규칙이나 내용을 정확히 이해하지 못해 인지점수가 낮게 나올 수 있고, 현재의 상태보다 치매가 더 심한 것처럼 결과가 나올 수 있다. 자칫하면 인지저하가 없는 사람이 경도인지장애나 치매로 진단될 수 있으니, 이를 꼭 염두에 두어야 한다.

## 잠을 잘 자야 장기기억이 이루어진다

내가 의과대학에 다니는 동안 했던 일 중 후회하는 것이 한 가지 있다. 바로 시험기간에 밤샘공부를 한 것이다. 의과대학에서 시험기간이란 전쟁터와 같다. 어떻게든 유급당하지 않으려는 몸부림으로 의과대학 건물 전체가 술렁인다. 특히 시험보기 30분 전의 강의실은 광기의 도가니다. 정리노트를 미친 듯이 읽어대는 친구도 있고, 중얼중얼거리거나 가상의 인물과 대화하며 암기하는 친구도 있었다. 모르는 사람이 보면 정신이 이상한 사람으로 생각했을 수도 있다.

공부하는 시간도 제각각이었는데, 대부분은 밤샘공부를 했다. 의과대학은 보통 약 2주간의 시험 기간 동안 모든 과목을 몰아서 시험을 보는데, 시험을 마치고 나오면 늦은 오전이었다. 친구들과 함께 점심을 간단히 먹고 그대로 잠을 잤다. 저녁 6시나 7시쯤 일어나서 저녁을 먹고, 그때부터 밤을 새는 것이다. 새벽이면 졸음이 몰려왔지만 도저히 잠을 잘 수 없었다. 감당하기 힘든 시험범위와 암기해야 할 분량 때문에 꼬박 밤을 새도 모자랄 판에 잠을 잔다는 건 사치스러운 일이었다. 그렇게 감겨오는 눈에 힘을 주며 공부를 했고, 힘겹게 시험을 치렀다.

돌이켜보면 참 어리석은 짓이었다. 잠자는 시간은 이래나 저래나 마찬가지였다. 점심을 먹고 저녁에 일어날 때까지 6시간은 잤는데, 점심을 먹고 나서 밤 12시까지 공부하다가 6시간 자고 아침에 일어나 마무리 암기를 했어도 됐을 것이다. 그러면 졸음도 덜하고 시험시간에 컨디션도 더 나았을 것이다.

더 중요한 것은, 장기기억은 주로 밤에 잠을 잘 때 이루어진다는 것

치매 예방을 위한 두뇌성형

이다. 중간에 잠을 자면 잊어버릴까봐 걱정했는데, 사실은 그 반대였다. 전날 공부했던 것을 장기기억으로 변환시키고, 아침에 정리노트를 빠르게 읽어 단기기억에 저장했다면 조금 더 시험을 잘 보지 않았을까 하는 생각이 든다.

잠은 또한 인지장애와도 연관이 깊다. 불면증이 심한 사람은 치매에 걸릴 확률이 높다는 연구결과가 있다. 장기기억이 잠과 연관이 있는 것 때문일까? 명확한 기전을 알 수는 없지만 잠을 잘 자야 뇌도 건강해진다는 것을 알 수 있다.

예전에는 잠자는 시간을 아까워했는데, 요즘은 그 반대다. 오히려 잠을 안자는 것이 나의 뇌, 신체의 건강을 악화시켜 결국 수명이 줄어드는 건 아닌가 싶다. 잠자는 시간 아껴봐야 결국 전체적인 삶을 기준으로 했을 때, 멀쩡하게 깨어있는 시간은 똑같아지는 게 아닐까? 잠을 푹 자는 것도 뇌에는 약이 된다. 잠자는 시간을 너무 아까워하지 말자.

이것으로 치매의 예방에 대한 이야기는 마무리하고자 한다. 지금까지는 치매에 걸리지 않은, 혹은 초기 치매환자들을 위한 이야기였다면, 다음 글에서는 치매환자와 함께 살아야 하는 보호자의 입장에서 어떻게 치매환자를 대해야 하는지에 대한 이야기를 좀 더 하고자 한다. 다만, 그 내용은 예방에 방점을 둔 이 책의 내용과는 다소 상이하기에, 부록으로 추가하였다.

# 러블리, 스틸

(이 글은 영화 내용에 대한 스포일러를 포함하고 있습니다.)

혼자 외롭게 크리스마스를 맞을 준비를 하는 노인 로버트는, 우연히 자신의 길 건너에 이사 온 메리를 만나 사랑에 빠지게 된다. 외로움에 자살까지도 생각했던 그는 메리와 데이트를 하며 행복한 크리스마스를 보내게 되지만, 메리가 잠시 자리를 비우자 불안과 망상에 빠져 감정을 주체할 수 없게 된다. 그리고 영화 막바지에 이르러 그의 비밀이 밝혀진다.

「러블리, 스틸 Lovely, Still」은 2008년도에 제작된 영화다. 초반에는 그냥 노인들의 로맨스 영화처럼 보이는데, 뭔가 석연치 않은 점들이 눈에 띈다. 출근하는데 문을 안 잠그고 나간다던지, 자신이 출근하는 마트에서 일은 안하고 낙서만 하는데 아무도 그를 타박하지 않고, 사장이 너무 자상하게 대한다던지 하는, 조금 납득하기 힘든 점들이 눈에 띈다. 실은 단서를 너무 많이 던져줘서 중반부부터 어느 정도 예상을 할 수 있다.

주인공인 로버트는 평범한 노인이 아니라 과거를 기억하지 못하는 치매환자다. 가족들을 전혀 기억하지 못하기 때문에 가족은 그와 따로 살며 마치 남인 것처럼 행동한다. 그는 전형적인 치매환자는 아니다. 장기기억은 거의 사라졌지만 그래도 단기기억은 가능한, 일반적인 치매 형태의 반대 양상을 가지고 있다. 아마도 영화의 극적인 면을 위해 다소 설정이 가미된 것이 아닌가 싶다. 국내에서는 「장수상회」라는 영화로 리메이크 되었다.

로버트는 매일 아침 일어나 약을 한 알 먹고 출근하고, 일이 끝나면 퇴근하는 지루한 생활을 반복한다. 하지만 메리를 만난 후부터 그의 삶은 변하게 된다. 메리와 함께 하는 시간들이 너무나 행복하다. 크리스마스 파티에 초대된 그는 메리가 어느 남자와 이야기하는 것을 보고 전남편이라 착각하여 화를 낸다. 하지만 그것은 모두 그의 망상이었다. 메리가 이야기했던, 전남편이라 생각했던 사람은 로버트의 동생이었고, 메리는 사실 그의 아내였다. 마트의 사장 또한 그의 아들이다. 그들은 모두 로버트의 가족이 아닌 것처럼 행동했던 것이다.

도대체 왜 그의 가족들은 그와 같이 지내지 않고 따로 살았을까? 왜 아내이며 아들이라는 것을 알리지 않았을까?

우리는 누군가 사실을 정확히 인지하지 못하면 그것을 교정하고 가르쳐주고자 하는 욕구를 느낀다. 치매환자들이 사람을 못 알아보면 몇 번이고 말해서 이해시키려 한다. 하지만 그것이 과연 옳은 행동인가에 대해서는 의문이 생긴다. 로버트가 사는 세상에서 마트 사장은 사장일 뿐이다. 아들이 아니다. 메리는 길 건너 집에 이사 온 할머니이고, 자신은 마트의 직원일 뿐이다. 그의 세상은 이미 그렇게 형성되어버렸는데, 그걸 깨뜨리게 되면 어떻게 될까? 영화 말미의 로버트처럼 혼란에 빠져 상태가 악화되고 만다.

환자의 세상을 이해하고 인정할 필요가 있다. 그것이 비록 우리가 살고 있는 세상과 다르다 해도, 이 세상으로 치매환자를 데리고 오는 것이 항상 옳지는 않다. 오히려 로버트처럼 오해하고, 불안에 빠지고, 집착하고, 폭력적으로 변할 수도 있다.

이 영화는 치매의 이상행동, 특히 망상과 잘못된 믿음, 초조 행동 등에 대한 이야기를 하고 있다. 가족을 가장 힘들게 하는 치매의 증상들이다. 환자의 안정을 위해 타인처럼 살아간다는 극단적인 방법을 사용했던 로버트의 가족들. 하지만 그는 삶의 활력을 잃고 스스로 목숨을 끊을 생각을 할 정도로 심적으로 힘든 삶을 살고 있었다. 어떤 것이 옳은지에 대한 정답은 없다. 그렇기에 더 힘든 문제가 아닐까.

# 치매환자
# 가족을 위한
# TIP

## 도저히 이해할 수 없어요

"도대체 왜 이러시는 걸까요? 도저히 이해할 수 없어요."

 보호자는 나에게 푸념과 하소연을 쏟아냈다. 치매에 걸린 어머니가 자신을 너무 힘들게 한다는 것이다. 툭하면 화를 내고 욕설을 퍼부으며, 새벽에 일어나 옷장을 열고 짐을 싸대는 통에 시끄러워서 잠을 잘 수가 없다고 했다. 옆집 사람이 물건을 훔쳐갔다고 경찰서에 신고를 하고, 말없이 나가서 집에 돌아오지 않는 바람에 실종신고를 하기도 했다. 간병에 지친 상태에서 이런 일들이 빈번하게 일어나니 도저히 화를 주체할 수 없다며, 이젠 어머니가 너무 미워졌다고 한숨을 쉬었다.

 치매는 인지장애가 주증상이지만, 병이 진행하면서 다양한 이상행동을 동반하게 된다. 이를 '치매의 행동심리증상(BPSD ; Behavioral and Psychological Symptoms of Dementia)' 이라 한다. 환각, 망상, 공격성향, 우울, 불안, 무감동, 과민불안정, 들뜸, 탈억제, 비정상적인 반복행동, 야간 이상행동, 식욕 및 식습관의 변화 등이 대표적이며, 이를 평가하는 도구로는 신경정신행동평가(NPI ; neuropsychiatric inventory)가 있다. 최근 들어서는 치매환자의 행동심리증상이 매우 중요하게 여겨지고 있다. 환자의 건강과 안전에 큰 영향을 미치며, 가족을 지치게 만들어 간병을 포기하게 만들기 때문이다.

 대부분의 질병이 가족이나 간병인의 도움을 필요로 하지만, 그 도움은 심리적이라기보다는 주로 육체적인 일이다. 그렇기에 감정이 상하는 일은 많지 않다. 하지만 치매환자의 간병은 육체적일 뿐만 아니라 감정적인 면도 많다. 도와주려는 자신에게 욕을 하고 침을 뱉고 주먹을 휘두르는 환자를 경험하다보면 마음을 다스리기 어려운 것이 사실이다. 아무리 잘 해도 칭찬은커녕 욕만 먹으니 내가 왜 이러고 있나 싶다.

물론 행동심리증상을 완화시키는 약물이 있고, 효과를 보는 경우도 많지만 모든 행동심리증상이 약물 투여로 완전히 호전되는 것은 아니며, 약물 투여에 따른 부작용도 만만치 않기 때문에 치료가 어려운 면이 있다. 결국 보호자가 환자의 행동을 이해하고 잘 다독이는 수밖에 없는데, 왜 그런 행동을 하는지 논리적으로 이해가 안 되니 적절한 대응이 나오지 않는다.

이 책은 치매의 예방법에 대한 내용을 담았으나, 치매환자의 심리를 이해하는 것도 매우 중요하다고 생각해 이를 부록으로 담게 되었다. 치매환자는 나름대로의 논리와 사연을 가지고 이상행동을 일으킨다. 환자의 사연을 납득하면 오해가 풀리고, 그들의 이상한 행동을 이해할 수 있게 되지 않을까 하는 바람을 담았다.

다만, 내가 이야기하는 내용이 정답은 아니다. 환자의 성향과 질병의 경중은 매우 다양하며, 모든 치매환자에게 적용할 수 있는 내용은 아니라 생각한다. 그들의 심리를 바라보는 큰 줄기 정도로 생각해주셨으면 한다.

## 불안과 당황은 분노와 슬픔이 된다

총각시절에 홍콩으로 혼자 여행을 떠난 적이 있다. 혼자서 떠나는 여행은 홀가분하면서도 외롭다. 해외여행에 있어 첫 번째로 문제가 되는 것이 바로 언어소통인데, 홍콩의 호텔이나 유명 식당에서는 대부분 영어가 통했기에 큰 불편함이 없었다.

하지만 위기는 곧바로 찾아왔다. 야시장을 돌아다니다 배가 고파서 뭐 먹을 게 없나 두리번거리니 완탕면을 파는 식당이 눈에 띄었다. 자리에 앉아 주문을 하려는데, 아뿔싸. 주문을 받는 아주머니가 영어를 알아듣지 못했다. 중국어로 뭐라 뭐라 이야기를 하는데 전혀 이해할 수 없었다. 메뉴판의 사진이라도 보려고 메뉴를 펼쳤는데, 사진은커녕 영어 메뉴조차 쓰여 있지 않았다. 온통 한자였다.

야시장의 작은 완탕면 식당이다 보니 현지인들만 이용하는 곳이었나 보다. 내가 당황해 어리바리하자 아주머니가 인상을 쓰며 언성을 높였다. 그게 언성을 높인 것인지 중국어 특유의 발성인지는 모르겠지만 빠르게 말하는 아주머니를 보고 있노라니 더 당황되고 불안해졌다. 식당 안에서 완탕면을 먹던 사람들이 나를 쳐다봤다. 어디 도움을 청할 데가 없나 둘러봤지만 다들 나를 흘금흘금 쳐다보며 면을 후루룩 삼킬 뿐이었다.

벽을 보니 포스터 하나가 눈에 들어왔다. 완탕면과 콜라였다. 아마 세트메뉴가 아닐까 하는 생각에 손가락으로 포스터를 가리켰다. 아주머니는 또 뭐라 뭐라 나에게 묻더니 내가 대답을 못하자 고개를 절레절레 흔들며 뒤돌아서 주방에 뭐라 소리쳤다.

치매 예방을 위한 두뇌성형

잠시 정신을 차리며 물 한 모금을 마시는데 내 앞쪽에서 완탕면을 먹고 있던 한 남자가 나를 곁눈으로 바라보며 피식 웃었다. 순간 내가 느낀 감정은 모멸감이었다. 나를 비웃는 것만 같았다.

잠시 후 내 앞에 나온 완탕면과 콜라를 후루룩 먹고 일어났다. 이 식당에 오래 있고 싶지 않았다. 가슴이 두근거리고 짜증이 났다. 계산을 하고 식당을 나오며 문득 환자 생각이 떠올랐다.

내 환자들이 느꼈던 감정이 이런 게 아니었을까.

치매환자는 인지가 떨어지게 되고, 의사소통에 문제가 발생한다. 자신이 알고 있는 상식과는 다른 상식을 강요받게 되고, 상대방이 하는 말을 잘 이해하지 못하게 된다. 그럴 때 바디랭귀지의 영향이 높아진다. 상대방의 목소리 톤, 표정, 행동을 통해 상황을 파악하게 되고, 때로는 오해하게 된다. 그렇게 불신이 쌓여간다.

나 또한 마찬가지였다. 식당 아주머니는 원래 목소리가 큰 사람이었을 수도 있다. 내 앞에서 웃었던 남자는 친구가 재미있는 이야기를 해서 웃은 것일 수도 있다. 하지만 내가 받아들이는 건 그렇지 못했다.

지금의 상황을 치매환자에게 대입해보자. 치매환자와 보호자가 식당에 왔다. 보호자는 치매환자에게 뭘 드실 거냐고 묻는다. 하지만 치매환자는 메뉴판을 봐도 이 음식이 뭔지 잘 떠오르지 않는다. 기억이 가물가물해서 선택할 수가 없다. 보호자가 자꾸 재촉을 하니 마음이 급해진다. 결국 아무거나 보호자가 손가락으로 찍는 것에 고개를 끄덕인다. 고개를 들어보니 보호자의 표정에 짜증이 어려 있다. 내가 뭘 잘

못한 게 있나 생각해보는데, 잘 모르겠다. 하지만 나를 보며 짜증을 내
는 보호자를 보고 있노라니 왠지 억울하고 화가 난다.

　의사소통의 결여는 불안과 당황을 낳는다. 그것은 곧 분노와 슬픔이
된다. 환자들이 이유 없이 화를 내고 우울해하는 것이 아니다. 그것은
세상으로부터 단절된 이가 어떻게든 세상을 이해하려고 노력하다보
니 발생하는 부작용일 뿐이다.

　이런 일이 계속 반복되다보면 환자는 만성적인 불쾌함에 빠진다. 사
소한 일에도 예민하게 반응하게 되고, 때로는 짜증을 내거나 화를 내
기도 한다.

## 익숙한 세상이 낯설어지는 불안함

나는 길치에 방향치다. 내비게이션이라는 발명품은 나에게 정말 꼭 필요한 물건이다. 부끄러운 이야기지만 얼마나 길치냐면, 몇 번이나 갔던 길을 기억하지 못하는 건 예삿일이고, 노인병원에 근무할 때에는 집과 직장이 차로 1시간 거리였기 때문에 운전을 하고 다녔는데, 수년간 다녔던 길도 가끔 낯설게 느껴질 정도였다. 특히 밤에 차를 몰고 병원에 갈 때면 이 길이 맞나 싶기도 했다.

3차원 구조에 대한 이해도도 떨어져서 대형마트에 차를 몰고 주차장에 들어갔다가 나올 때 들어온 곳과 다른 곳으로 나오면 동서남북을 알아채지 못해 간혹 엉뚱한 길로 가기도 했다. 그때의 기분은 정말 묘하다. 분명 내가 아는 곳인데 낯설게 느껴지는 그 느낌. 한참이나 주위를 두리번거려 랜드마크 건물을 찾을 때까지 느껴지는 그 불안감을 아실런지 모르겠다.

치매환자는 그런 불안감을 매일 겪고 있다.

내가 「내일의 기억」을 치매 영화 중 최고로 꼽는 이유는, 너무나 실감나게 증상을 묘사했기 때문이다. 유능한 샐러리맨인 사에키는 회의를 위해 고객의 회사로 가는데, 그만 시부야 역 출구를 잘못 나오고 만다. 순간 모든 것이 낯설게 느껴진 그는 길을 찾지 못하고, 결국 여직원에게 전화를 걸어 그녀가 가르쳐주는 대로 길을 찾아 달린다. 매일 다니던 길이 낯설어지고 여기가 어디인지 알 수 없을 때 당황하거나 불안해하지 않을 사람이 있을까?

단지 길뿐만이 아니다. 지금까지 내가 가지고 있던 기억이 부정당한다면, 내가 알고 있던 상식이 파괴된다면 쉽사리 받아들일 수 있을까. 분명히 내가 책상 위에 놓아뒀던 돈 10만 원이 사라졌는데, 원래부터 그 돈은 없었다면서 다 같이 나를 이상한 사람으로 취급하면 그 상황을 바로 납득할 수 있을까. 식사시간이 되어도 밥을 안 주기에 밥 좀 달라고 했더니, 아내가 '방금 전에 밥을 먹었는데 왜 자꾸 밥을 달라느냐?'고 하면 '아, 내가 밥을 먹었구나.' 하고 받아들일 수 있을까. 분명 내 앞에 있는 사람은 여동생인데 남들이 그 사람을 보고 내 부인이라고 하면 그 말을 믿어야 할까? 그게, 그렇게 쉬울까?

치매환자의 세상은 낯설음으로 물들어가고 있다. 익숙했던 세상이 점점 낯설어지고 이해할 수 없는 일들로 가득 차는데도 불구하고 마음이 평온할 수 있는 사람은 없다. 지금, 치매환자의 마음은 온통 불안뿐이다.

## 당신 탓이 아녜요. 병 때문에 그래요

치매환자의 이야기를 담은 영화 「내일의 기억」에 이런 장면이 나온다. 알츠하이머 치매에 걸린 사에키는 늦게 들어온 아내에게 화를 내고, 참다못한 아내가 그동안 힘들었던 일들을 이야기하며 감정이 고조되는 순간, 아내의 얼굴이 클로즈업되며 이마에서 한줄기 피가 흘러내린다. 사에키는 당황하며 자신의 손을 쳐다보는데, 손에는 도기 그릇이 들려있다. 자신이 아내의 머리를 그릇으로 내리쳤다는 것을 깨달은 사에키는 그릇을 떨어뜨리고 뛰쳐나간다. 아내가 그를 끌어안고 붙잡으며 소리친다.

"당신 탓이 아녜요. 병 때문에 그래요!"

나는 이 장면이 치매환자를 이해하는 데 매우 중요한 열쇠를 담고 있다고 생각한다. 그들의 행동은 마음이 삐뚤어져 발생하는 것이 아니라, 병이 그렇게 만들었기 때문이다. 그들도 하고 싶어서 하는 게 아니라는 것이다. 감기에 걸려서 목에 가래가 걸리면 기침이 나오게 마련이다. 장염에 걸리면 설사를 하고 화장실에 자주 들락거린다. 이런 건 이상한 게 아니다. 병 때문에 그런 거니까. 마찬가지다. 치매환자가 했던 말을 반복하고, 화를 내고 짜증을 내는 것도 그의 성격 때문이 아니라 병 때문인 것이다.

그렇다면 치매환자는 어떤 병 때문에 문제행동을 일으키는 걸까. 바로 뇌의 병이다. 치매를 신경과에서 주로 진료하게 된 이유도 바로 치매의 원인이 뇌에 있다는 것을 밝혔기 때문이다. 치매는 마음의 병이 아니라 뇌의 병이다.

간단한 예를 들어보자. 알츠하이머 치매환자는 내측두엽에 위축이 생긴다. 내측두엽은 장기기억을 형성하는 곳인데, 이곳의 기능이 떨어지면 방금 들었던 것을 장기기억으로 저장하지 못하게 된다. 한쪽 귀로 들어간 것이 증발하듯 사라져버린다. 치매환자가 밥을 먹고 나서 곧바로 밥을 달라고 하는 것도 밥을 먹었다는 것 자체를 기억하지 못하기 때문이다. 당신을 괴롭히려고 하는 행동이 아니다.

전두엽의 기능이 떨어지면 본능을 억제하지 못한다. 사람에게는 누구나 공격성향이 있고 내재된 분노가 있는데, 그것을 억제하지 못하니 툭하면 화를 내고 욕을 하게 되는 것이다. 그 사람의 심성이 악해서 욕을 하는 것이 아니다.

어떤 보호자들은 치매를 '노력'의 부족으로 생각하기도 한다. 열심히 노력하면 뭐든 극복할 수 있을 거라 믿는다. 화를 내는 환자에게 마음을 다스리지 못해서 그런 것이라며 힐난한다. 시험공부를 할 때의 '기억력'을 치매환자의 기억에 대입하여 '노력하지 않으니까 기억을 못하는 거'라고 환자에게 호통을 친다. 마치 치매환자의 증상이 '노력'과 '정성'이 부족해서 일어나는 일처럼 여긴다. 하지만 치매의 증상은 환자의 노오오력만으로 극복할 수 없는 부분이 분명히 있다. 왜냐면, 그것은 마음가짐의 문제가 아니라 뇌기능의 문제이기 때문이다.

산소포화도가 떨어지는 폐렴 환자에게 "열심히 숨을 쉬지 않으니까 가슴이 답답한 거야!"라고 타박하거나 급성 충수돌기염(맹장염) 환자에게 "차분히 마음을 가라앉혀야 통증이 나아지지!"라고 말한다고 병이 낫지는 않는다. 왜냐하면 그것은 세균에 의한 염증이기 때문이다. 오히려 환자의 마음에 상처만 줄 것이다. 치매환자도 마찬가지다. 닦달해봐야 소용없다. 기분만 상할 뿐이다.

환자를 탓하지 말자. 환자 탓이 아니다. 병 때문에 그런 것이다.

## 말하지 않아도 알아요

'말하지 않아도 알아요~♬ 눈빛만 보아도 알아~♪ 그저 바라보면~ 음~♪'

초코파이 CF 노래 가사다. 나는 이것만큼 치매환자의 심리를 대변해주는 말도 없으리라 생각한다.

사람의 의사소통에는 '말'이 상당한 역할을 한다. 서로의 생각을 표현하는 방법 중 가장 효율적인 것이 바로 '말'이다. 그래서 우리는 쉴 새 없이 이야기하고, 전화하고, 메시지를 보낸다.

하지만 말을 할 수 없는 상황이 있다. 유리벽이 사이에 있어 목소리가 잘 들리지 않거나, 너무 멀리 있는데 소리를 지를 수 없을 때에는 어쩔 수 없이 다른 방법을 사용하는데, 손짓 발짓과 얼굴표정이 참 유용하다. 이른바, 바디랭귀지다. '말'을 통한 의사소통이 힘들어질수록 '바디랭귀지'의 힘은 커진다.

치매환자도 마찬가지다. 치매환자는 말을 하는 데 큰 문제가 없지만, 이해하는 게 힘들다. 말을 들어도 정확한 의미를 이해하지 못하게 되니 바디랭귀지의 힘이 커진다. 보호자가 말을 할 때의 억양, 빠르기, 톤, 얼굴표정, 몸짓 등에 집중한다. 우리는 은연중에 감정을 바디랭귀지로 표현한다. 외국인이 말하는 것을 들을 때, 그 뜻을 이해하지는 못하더라도 상대방이 화가 났는지, 슬픈지, 기쁜지, 나를 좋아하는지 혹은 싫어하는지 어렴풋이 알 수 있다. 치매환자 역시 바디랭귀지로 상대방의 감정을 읽는다. 치매에 걸렸으니 구박을 하고 무시해도 모를 거라고 생각한다면 오산이다. 오히려 그런 감정에 더 예민해져 있는 게 치매환자다.

도리어 다른 사람들에게보다 더 부드럽게 말하고 기다려줘야 한다. 편한 미소를 짓는 것이 최고다. 말로 이해시킬 수 없다면 표정과 행동으로 사랑을 표현해야 한다. 말을 알아듣지 못한다고 아무 말이나 해도 된다고 생각하지 말았으면 한다. 진심은 어떻게든 전해진다. 말을 이해하지 못한다고 해서 표정까지 읽지 못하는 건 아니다. 특히 반말을 하지 말아야 한다. 반말은 상대를 배려하지 않는 대화수법이다. 친밀감의 표현으로 반말이나 반존대를 쓰는 간병인이 있는데, 상대방이 그것을 친밀감으로 느낄지 불쾌감으로 느낄지는 알 수 없는 일이다. 만약 불쾌감으로 느낀다면 역효과를 일으킬 가능성이 높다. 항상 존중하는 마음으로 대해야 한다.

치매환자를 대할 때에는 꼭 이 노래를 마음에 담아두자.


'말하지 않아도 알아요~♬ 눈빛만 보아도 알아~♪'

## 보호자는 왜 화를 낼까?

치매 할머니 한 분이 입원을 했다. 아들이 같이 왔는데, 약간 정신지체가 있어보였다. 걱정이 좀 되었지만 간병할 사람이 아들밖에 없으니 어쩔 수 없었다. 치매환자는 환경이 바뀌면 섬망이 생길 때가 있는데, 할머니 또한 마찬가지였다. 자꾸 침대에서 일어나서 아래로 내려오려고 하는 통에 아들과 실랑이가 있었는데, 참다못한 아들이 주먹으로 할머니의 얼굴을 내리쳐서 눈이 시퍼렇게 멍들고 퉁퉁 부었다.

그 사실을 알고 경찰을 부르네 마네 한바탕 소동이 일었는데, 다행히 아들이 자신의 잘못을 뉘우치고 반성하는 모습을 보여 조용히 해결된 적이 있다.

나는 그 아들이 원래 악한 사람은 아니었으리라 생각한다. 사이코패스였을 거라 생각지도 않는다. 그저, 그도 사람이었을 뿐이다. 힘들면 화가 나는 그런 평범한 사람 말이다.

보호자 중에는 도가 지나칠 정도로 짜증을 내고 환자에게 폭언을 하는 사람이 있다. 때로는 환자에게 손찌검을 하기도 한다. 왜 그럴까.

치매환자는 어린아이와 같다. 한시도 눈을 뗄 수가 없다. 매번 사고를 치고, 엉뚱한 짓을 한다. 가볍게는 핸드폰을 냉장고에 넣는 일부터, 가스 불을 켜놓고 잊어버려 화재를 내거나, 길을 잃어버려 집으로 돌아오지 못하는 등의 심각한 사건도 일으킨다. 그런 치매환자를 하루 24시간 돌보는 일은 정신적 육체적 소모가 매우 크다. 쉽게 말해, 참힘든 일이다.

그렇다고 말을 고분고분 듣느냐 하면 그것도 아니다. 몸에서 냄새가 나서 샤워를 하자고 하면 죽어도 싫다고 하며 난리를 부린다. 따귀를 때리거나 주먹질을 하기도 한다. 욕을 하고 얼굴에 침을 뱉는 건 대단한 일도 아니다. 생전 처음 들어보는 저주를 퍼붓는 치매환자를 보고 있노라면, 인내심의 끈이 끊어지는 소리가 들린다. 부처나 천사가 아닌 다음에야 모든 것을 이해하고 용서할 정도로 자비로운 사람이 있을까.

'가족'이라는 심리도 문제다. 가족은 특별하다. 가족은 끊으려야 끊을 수 없는 실로 연결되어 있고, 나의 일부나 마찬가지다. 그래서인지 가족끼리는 유난히 퉁명스럽게 대하는 경향이 있다. 마치 그래도 되는 것처럼 느껴지는 모양이다. 오죽하면 부부 사이에서는 운전 연습을 도와주지 말라는 말이 있을까. 속이 터져서 부부싸움하기 십상이다. 과외를 잘 하기로 소문난 형이 친동생을 가르치기 힘든 것도 다 마찬가지 이유다. 가족이라는 이유로 감정을 제어하지 못하다보니 더 화가 나게 마련이다.

치매에 걸려 인지가 떨어졌지만 그것을 인정하지 못하는 심리도 책임이 있다. 아무리 치매에 걸렸다지만 겉으로 보기에는 멀쩡하기에, 그들의 행동과 실수가 납득되지 않는 것이다. 그래서 치매 부모가 실수를 하면 혼을 내게 된다. 아이가 잘못했을 때 혼을 내면 잘못했다는 것을 인지하고 다음에는 같은 실수를 하지 않게 되는 것처럼, 치매 부모도 혼을 내면 잘못했다는 것을 깨달을 것이라 생각한다. 하지만 현실은 그렇지 않다. 아이의 인지는 성숙해져가는 과정이지만, 치매 부모의 뇌는 퇴행하고 있다. 혼낸다고 해서 변할 수 있는 뇌가 아니다.

기대치를 낮춰야 한다. 여섯 살 아이가 소변을 실수하면 부모로서 속이 상할 수 있다. 잘 가르치면 똑같은 실수를 하지 않게 만들 수 있을 거라는 기대도 가능하다. 하지만 한두 살짜리 아이가 소변을 실수했다고 해서 혼을 내는 사람은 없다. 그런 게 당연한 것이기 때문이다. 치매 부모도 마찬가지다. 실수를 했다 해서 혼을 내고 가르칠 것이 아니라, 아기가 실수했다 생각하고 넘겨야 한다. 아이가 실수를 하면 쩔쩔매고 당황하는 것처럼 치매 부모도 실수하면 당황한다. 이때 별일 아닌 것처럼 이야기하고 상황을 모면해야 치매환자의 자존감에도 상처가 나지 않고, 불필요한 분노와 싸움으로 이어지지 않는다.

## 가족의 스트레스가 먼저다

예전에는 가족이 아프면 가족 구성원의 한 명이 희생을 해서 간병을 하는 것이 당연하다고 생각했었다. 아이가 아플 때에는 주로 어머니가 간병을 했고, 부모가 아플 때에는 며느리나 딸이 간병을 했다. 그래서 시어머니의 병수발을 몇 년째 하는 며느리의 이야기가 심심찮게 들리곤 했다.

하지만 요즘은 그것이 당연한 세상이 아니다. 한 명이 무조건적인 희생을 하는 것이 부당한 면도 있고, 간병을 하면서 받는 스트레스가 이만저만이 아니기 때문이다. 가족을 간병하느라 몇 년간 취미생활도 못하고 여행도 못가고 직장도 다니지 못하는 것이 과연 서로 행복한 일인가에 대해서는 의문이 생긴다.

환자도 가족이지만, 간병을 하는 사람도 가족이다. 집안일을 한다는 이유로, 직장을 다니지 않는다는 이유로 독박 간병을 하게 되면 스트레스를 받을 수밖에 없고, 쌓인 분노와 스트레스는 노인환자의 학대로 이어질 가능성이 높다. 가볍게는 환자에게 짜증을 내거나 폭언을 하는 것부터, 대소변을 치우기 귀찮으니 식사량을 줄이고 물을 자주 주지 않거나, 거칠게 다루고 폭력을 행사하는 심각한 경우까지 발생한다. 내가 보았던 최악의 경우는 음식을 씹어 삼키지 않고 가만히 물고 있는 환자에게 자꾸 입 안으로 음식을 욱여넣다가 기도가 막혀 응급실에 실려 온 경우였다. 물론 환자는 사망했다.

처음부터 악한 사람은 아마 없을 것이다. 하지만 사람이 극도의 스트레스와 분노에 사로잡히면 어떻게 변할지 모른다. 노인 학대는 멀리 있지 않다. 치매환자의 독박간병은 권장하지 않는다. 물론 간병하는 사람이 바뀌면 환자가 일시적으로 혼동에 빠질 수 있지만, 주 간병인이 잠시 숨을 돌릴 수 있는 여유는 주어야 한다.

우리나라는 2008년부터 노인장기요양보험제도를 운영하고 있다. 요양보호가 필요한 노인 환자들에게 서비스를 제공하는 것인데, 방문요양, 방문간호, 주·야간보호, 단기보호, 방문목욕, 요양원 입소 등 환자의 상태에 따라 다양한 서비스를 제공하니 적극적으로 이용하는 것이 좋다.

우리나라 사람들은 노인 환자를 요양원이나 요양병원에 모시는 것에 대해 부정적으로 생각하는 경향이 있다. 고려장처럼 생각하는 것 같다. 모시기 귀찮으니 요양원에 가둬두는 거 아니냐고 하는데, 의식의 변환이 필요하다. 환자도 사람이지만 보호자 역시 사람이다. 물론 환자가 익숙한 집에서 가족이 보호하는 것이 가장 이상적이지만, 보호자가 감내할 수 있는 수준을 넘어서는 간병 부담은 서로 피하는 것이 좋다. 어떤 면에서는 요양원이나 요양병원의 시스템이 환자에게 더 전문적인 간병을 제공할 수도 있다.

치매는 긴 싸움이다. 몇 달이 될지, 몇 년이 될지, 10년이 넘을지 모르는 기약 없는 싸움이다. 먼저 지치면 안 된다. 환자의 간병도 중요하지만, 가족의 스트레스 관리 또한 중요하다. 이 점을 간과하지 않았으면 한다. 가족이 스트레스를 받으면 환자를 원망하게 되고, 학대로 이어진다.

## 치매의 증상에 '왜?'를 던져라

치매환자의 행동이 왜 발생하는지에 대해 지금까지 많은 연구가 진행되었다. 다만 안타깝게도 치매의 증상은 다양하고 개인적인 차이가 크기 때문에 단순명료하게 한 가지 이론이나 원인으로 설명하는 것은 불가능하다. 따라서 다각도의 접근이 필요한데, 신경생물학적 요인, 심리적 요인, 사회환경적 요인 등이 영향을 미친다. 신경생물학적 요인은 말 그대로 뇌의 기능저하나 신경전달물질의 변화 때문에 증상이 발생하는 것을 뜻한다. 환자의 심리적인 문제 때문에 증상이 생기기도 하고, 환경의 변화도 중요하다.

예를 들어보자. 환자가 갑자기 침대에서 일어나려 하며 옷을 벗으려 한다. 옷을 벗지 못하게 하니 화를 내고 욕을 했다. 이러한 증상은 왜 생기는 것일까?

신경생물학적 관점에서는 전두엽의 기능저하에 의해 발생할 수 있다. 전두엽의 기능이 떨어지면 본능을 억제하지 못한다. 하고 싶은 대로 하기를 원하는데, 그것을 제지당하면 화가 나게 마련이다.

환경적 요인도 흔하다. 환자가 더워서 옷을 벗었을 수 있다. 아니면 옷감이 거칠거나 몸에 맞지 않아서 불편했을 수 있다. 나는 피부가 민감한 편이라 몸이 달라붙는 옷이나 솔기가 거친 옷을 입으면 자꾸 신경이 쓰이고 가렵게 느껴진다. 특히 목폴라 옷은 잘 못 입는데, 목폴라의 미세한 실가닥들이 목을 자극하는 게 괴롭기 때문이다. 치매환자는 옷이 불편해도 그것이 왜 불편한지를 잘 이해하지 못하고, 설명하기 어려울 수 있다. 따라서 옷을 벗으려 하는데, 그것을 제지하니 화가 날 수밖에 없다. 자신의 불편함을 제대로 표현하지 못하는 답답한 심리 때문에 폭력성향이 나타난다.

간병인이나 의료진은 환자의 증상에 '왜?'라는 물음부터 가져야 한다. 환자에게 발생하는 증상은 뭔가 원인이 있기 마련이다. 원인을 없애면 손쉽게 문제가 해결되기도 한다. 그 첫걸음은 바로 환자의 신체 상태와 의학적 질병 여부를 확인하는 것이다. 어디에 열이 나는 것은 아닌지, 피부에 발진이 있지 않은지, 기침이나 가래가 환자를 괴롭히지는 않는지 살펴봐야 한다. 실내 온도가 너무 높지 않은지, 옷감이 거칠지는 않은지, 누워있는 자세가 불편하지 않은지, 허리나 다리가 아프지는 않은지 살펴보자. 이런 사소한 문제를 해결하지 못한다면 호미로 막을 것을 가래로 막는 일이 생기게 된다.

## 치매환자를 대할 때 필요한 원칙들

지금까지 치매환자들이 왜 납득하기 힘든 행동들을 하는지에 대해 이야기하였다. 그렇다면 우리는 치매환자들을 어떻게 대해야 할까? 너무나 다양한 상황이 발생할 수 있기에 명확한 정답을 가르쳐줄 수는 없지만, 마음에 새겨두어야 할 원칙들이 있다.

① 치매환자는 점점 아기가 되어가는 과정이다.
② 문제가 발생하면 신체상태 변화나 의학적 질환 여부를 먼저 확인한다.
③ 친절한 태도와 억양으로 미소를 지으며 이야기한다.
④ 환자에게 지금의 상황에 대해 설명해준다.
⑤ 환자가 흥분했거나 상황을 이해하지 못한다면 논쟁을 피한다.
⑥ 환자의 주의를 다른 곳으로 돌리는 것도 좋은 방법이다.
⑦ 때로는 하얀 거짓말도 도움이 된다.
⑧ 환자를 무시하는 말이나 태도를 취하지 않는다.
⑨ 환자에게 변화를 강요하지 않는다.
⑩ 환자가 할 수 있는 일은 스스로 하도록 격려한다.

### ● 치매환자는 점점 아기가 되어가는 과정이다.

이미 이야기한 바와 같이, 치매는 점점 아기로 돌아가는 병이라 생각하면 이해가 쉽다. 고등학생에서 중학생, 초등학생의 인지능력으로 퇴화되고 행동이 변화하며, 급기야 실수가 많고 엉뚱한 행동을 하는 유치원생으로 내려간 후 이제 겨우 말을 떼기 시작하는 아기로 돌아갔다가 걸음마도 제대로 하지 못해 누워 지내는 신생아까지 회귀하는 과정이다. 3살 아기에게 고등학생 수준의 인지를 원해서는 안 된다. 치매가 진행될수록 그에 맞는 관리를 해주어야 한다.

### ● 문제가 발생하면 신체상태 변화나 의학적 질환 여부를 먼저 확인한다.

뭔가 증상의 변화가 생기면 혹시 신체적 문제가 생겼는지 확인해봐야 한다. 가장 흔한 원인 중 하나가 바로 '뭔가 불편해서'다. 자신이 처한 상태를 잘 이해하지 못하는 치매환자의 특성상, 불편함을 짜증으로 표현할 확률이 높다. 더위, 가려움증, 대소변이 마려운 증상, 기저귀 착용 등 환자를 불편하게 만드는 게 있는지 찾아보자. 아들네 집에 있다가 딸네 집으로 옮긴 경우 환경의 변화가 문제가 될 수 있다. 간병인이 바뀌면 치매 증상이 악화되는 수도 있다.

### ● 친절한 태도와 억양으로 미소를 지으며 이야기한다.

말의 의미는 이해하지 못할지언정 표정은 읽을 수 있다. 찡그린 표정이나 화난 목소리는 환자를 위축시키고, 불안하게 만든다. 최대한 친절한 태도와 미소로 대하고, 반말을 하거나 소리를 지르지 말아야 한다. 환자가 실수를 했다고 해서 혼을 내면 안 된다. 환자는 자존감에 상처를 입고 초조해진다. 그런 상황이 반복되면 우울감과 분노마저 느끼게 될 것이다.

**● 환자에게 지금의 상황에 대해 설명해준다.**

아이가 실수를 했을 때 무작정 화를 내거나 혼을 내는 것보다, 차근차근 조곤조곤 이야기를 해주는 것이 교육에 좋다고 한다. 어느 정도 상황을 이해할 수 있는 아이는 천천히 설명해주면 자신의 행동이 잘못되었다는 것을 깨닫고 변화할 수 있기 때문이다. 마찬가지로 인지가 많이 떨어지지 않은 초기 치매환자는 현재의 상황을 자세히 설명해주면 납득하고 더 이상 불안해하지 않는 경우가 많다. 귀찮아하지 말고 이해하기 쉽게 설명해주자.

**● 환자가 흥분했거나 상황을 이해하지 못한다면 논쟁을 피한다.**

우리는 무언가 잘못된 것이 있으면 그것을 고치고 교정하려는 습성이 있다. 치매환자가 무언가 엉뚱한 이야기를 할 때, 그 생각이 잘못되었다는 것을 가르쳐주는 건 잘못된 행동이 아니지만, 환자가 그것을 받아들이지 못할 정도로 인지가 떨어졌다면 오히려 역효과가 날 수 있다.

예를 들어, 환자가 식탁에 있던 지갑이 없어졌다고 할 때 "거기 무슨 지갑이 있었다고 그래요? 아무 것도 없었는데."라고 말하면 환자의 뇌는 혼동에 빠진다. 환자의 기억에는 분명히 지갑이 있었기 때문이다. 지갑이 있었느니 없었느니 말다툼을 하다보면 어느새 화가 나게 되고 그 상황에 집착하게 된다.

이럴 때는 그냥 인정하고 넘어가는 게 나을 수도 있다. "아, 지갑이 있었어요? 어디로 갔지? 찾으면 말씀드릴게요." 하고 어물쩍 넘기면 환자가 흥분을 하거나 화를 내는 것을 막을 수 있다. 이런 방법을 '인정요법(Validation therapy)'이라고 한다. 환자의 이야기를 그대로 인정하고 받아들여 환자의 심리가 불안해지는 것을 막는 방법이다. 치매환자와의 대화에서 진리를 추구하려 하지 말자. 내가 살고 있는 세상의 진리는 치매환자의 세상에서는 더 이상 진리가 아니다.

● **환자의 주의를 다른 곳으로 돌리는 것도 좋은 방법이다.**

어물쩍 넘어가려고 해도 환자가 끈질기게 매달릴 때가 있다. 지갑에 집착하며 자꾸 찾아 헤매는 환자로 하여금 집착을 없애는 방법 중 하나가 관심을 돌리는 것이다. 다행히(?) 중증 치매환자는 기억의 지속시간이 짧기 때문에, 다른 물건이나 사람에게 관심을 돌리면 방금 집착했던 일을 까먹는 수가 있다. 환자가 좋아하는 간식을 내놓는다거나, "저랑 같이 빨래 개실래요?" 하고 빨래를 개며 다른 이야기를 계속 해서 주의를 산만하게 하면 지갑에 대한 집착을 잊게 할 수 있다.

● **때로는 하얀 거짓말도 도움이 된다.**

노인병원 환자 중 한 분은 나를 손자로 착각하고는 매번 회진 때마다 엉덩이를 토닥이며 "택시 잡아놨응께 얼른 집에 가자."라고 말하곤 했다. 내 손을 꼭 잡고 놔주지 않았다. 이럴 때 어떻게 해야 할까? 나는 그분에게 엄격 근엄 진지한 표정으로 "저는 환자분의 손자가 아니라 담당의사입니다."라고 말하지 않았다. 그것을 이해할 인지 상태도 아니었고, 그렇게 말하는 게 환자의 증상 호전에 도움될 게 없었기 때문이었다. 대신 실실 웃으며 "할머니, 근데 저 아직 저녁을 안 먹어서 배가 고픈데, 밥 좀 먹고 올게요."라고 말했다. 그러면 할머니는 안타까운 표정으로 "아직도 안 먹고 뭐했어? 얼른 먹구 와서 같이 집에 가자. 응?" 하며 손을 놔 주셨다.

때로는 하얀 거짓말도 도움이 된다. 순간을 모면하는 기지가 필요하다. 회진을 돌다보면 나는 손자도 되고, 동네 청년도 되고, 문병을 온 친척도 된다. 그때마다 내가 담당의사라고 말하는 게 무슨 의미가 있을까. 어차피 다음날 회진 때에도 똑같은 질문을 받을 텐데. 그럴 땐 그냥 환자의 의식 속 사람처럼 연기를 하는 것도 나쁜 선택은 아니다.

● **환자를 무시하는 말이나 태도를 취하지 않는다.**

일본의 한 온천에 간 적이 있다. 스키장 내에 있는 온천이었는데, 여름이라 찾는 사람이라고는 동네 사람뿐이었던 모양이다. 일본에 거주 중이던 지인과 함께 노천탕을 만끽하고 있는데, 앞에 있던 일본 아저씨가 나를 흘끔 쳐다보고는 옆 사람과 뭐라 이야기를 했다. 나는 일본어를 알아듣지 못하지만, 어쩐지 기분 좋은 이야기 같지는 않았다.

아저씨들이 노천탕에서 나가자, 아니나 다를까, 지인이 한숨을 쉬더니 "요즘이 어떤 시대인데 아직도 저런 말을 하고 다니냐." 하고 말했다. 이야기를 들어보니 한국 사람들이 일본 여기저기를 들쑤시고 다니며 분위기를 흐린다는 내용의 이야기를 했다는 것이다. 우리 둘 다 일본어를 모르는 한국 관광객으로 알고 험담을 한 것이다.

말을 알아듣지 못해도 나를 욕하는지는 대충 알 수 있다. 왜냐면 표정과 말투에 감정이 녹아있기 때문이다. 치매환자도 마찬가지다. 제대로 이해하지 못할 거라 생각하면 오산이다. 오히려 말을 이해하지 못하기 때문에 표정과 말투에 더 집중하게 된다. 조금의 틈만 보여도 자신을 무시했다고 생각할 것이다.

● **환자에게 변화를 강요하지 않는다.**

특히 무감동증이 있는 환자에게서 있을 수 있는 오류다. 치매 증상이 악화되는 것을 막으려면 사회활동도 하고 운동 등 신체활동을 열심히 해야 하는데, 일부 치매환자는 이런 것을 하려는 의욕이 떨어져있다. 우울증도 흔히 발생한다.

환자가 아무것도 하지 않으려 하면 보호자는 마음이 급해진다. 집안에 멍하니 앉아있거나 드러누워 있는 것을 보기 힘들어한다. 그래서 환자를 닦달해 운동을 하러 나가자고, 노인정에 가시라고 한다. 그것이 환자를 위한 최선으로 생각한다. 물론 맞는 말이다.

하지만, 그것이 환자를 힘들게 하지는 않는지도 한번 생각해봐야 한다. 특히 고령의 중증 치매환자인 경우, 남은 생이 길지 않은데 아픈 몸을 이끌고 외출을 하도록 종용하는 게 과연 여생을 행복하게 보내는 일인지, 나는 확신이 서지 않는다.

시한부 삶을 사는 사람에게 공부 열심히 하고 운동 열심히 해서 조금이라도 건강하고 바른 삶을 살게 하는 게 옳을지, 그냥 먹고 싶은 거 먹고 하고 싶은 게임 신나게 하는 게 옳을지는 잘 모르겠다. 치매 치료도 마찬가지라고 생각한다. 보호자의 신념도 중요하지만 환자의 의견과 신체상태도 충분히 반영해 치료 계획을 세워야 할 것이다.

## ◗ 환자가 할 수 있는 일은 <u>스스로 하도록</u> 격려한다.

치매환자를 '사고치는 말썽쟁이'로 생각하는 보호자가 있다. 물론 치매가 있으니 실수를 많이 하게 된다. 차라리 그냥 가만히 있는 게 도와주는 것일 때도 많다. 그래서 치매환자가 뭔가를 하려고 하면 "엄마는 그냥 앉아있어. 내가 할게."라고 말한다. 실수로 뭔가 일을 저지르면 뒤처리하는 게 더 귀찮기 때문이다. 물론 환자에게 힘든 일을 시키지 않으려는 배려도 담겨있을 것이다.

하지만 이런 일이 반복되면 치매환자는 자신을 '아무것도 할 수 없고 쓸모가 없다.'고 여기게 된다. 자존감이 급격하게 낮아지고, 치매 증상이 더 악화될 수 있다.

우리 집에서는 아내가 빨래를 개고 있으면 딸아이가 달려와 "내가 도와줄게!"라고 한다. 착착 빨래를 개는데, 삐뚤빼뚤 엉망진창이다. 어차피 다시 개야 한다. 그럼에도 빨래를 같이 개는 이유는 뭘까. 아이가 즐거워하기 때문이다. 치매환자도 마찬가지다. 음식을 만들거나 하는 복잡한 일은 하지 못할지라도, 화초에 물을 주거나 빨래를 개는 것은 가능하다. 이렇게 집안일에 참여함으로써 아직 자신이 쓸모가 있음을 알게 되고, 자존감이 높아지는 계기가 된다. 치매환자는 '아무것도 할 수 없고 쓸모가 없는' 사람이 아니다. 보호자가 치매환자를 쓸모없게 여기는 순간, 치매환자도 자신의 삶을 무가치하게 느낄 것이다. 비록 실수를 하더라도 세수든 칫솔질

이든 할 수 없게 될 때까지는 옆에서 도와주되, 가능한 혼자서 하
도록 두는 게 옳다.

## 망상 : 제가 물건을 훔쳐갔다고 의심해요

애니메이션 「공각기동대」에는 자아, 즉 '나'에 대한 이야기가 많이 나온다. 나를 정의하는 것은 무엇일까. DNA 복제가 가능한 요즈음, DNA로 나를 설명할 수는 없다. 그렇다면 나의 외형적인 모습이 나일까? 우리의 몸은 매일 섭취하는 영양소로 새롭게 형성되고, 노화된 세포는 파괴된다. 어제의 나는 오늘의 나와 다르다. 매일 변하는 내 몸이 나를 대표할 수는 없다. 심지어 「공각기동대」처럼 인체를 기계화된 몸으로 바꿀 수 있는 세상에서는 더더욱 그렇다. 결국 나를 '나'이게 만드는 것은 '기억'이다. 하지만 이조차도 완전치 못하다. 「공각기동대」에서 기계화된 전뇌(電腦)를 해킹하여 기억을 조작하는 것을 언급할 필요도 없이, 우리의 기억은 본래 매우 주관적이며 불명확하다.

내가 다섯 살쯤에 찍은 사진이 하나 있다. 우리 네 남매가 각자 나무 하나씩 기대서 찍은 사진인데, 마흔이 다 되도록 그 사진이 인근 고등학교에서 찍은 사진인 줄 알았다. 어느 날 앨범을 펼쳐보는데 어머니가 그 사진을 보며 "대공원에서 찍은 사진이네." 하시는 게 아닌가. 그렇지 않다고 말씀드리니 어머니는 대공원에서 찍은 사진이 맞다며 고개를 저었다. 수십 년간 굳게 믿었던 사실이 부정되자 내 머릿속은 혼란에 빠졌다. 사진을 가만히 쳐다보니 고등학교에 이런 넓은 정원 같은 곳이 있었는지 의문스러웠다. 게다가 다들 옷을 너무 잘 차려입고 있었다. 집 옆에 있는 고등학교에 옷을 빼입고 갈 이유는 없지 않은가. 게다가 어머니가 너무 확고하게 대공원에 놀러가서 찍은 사진이 맞다고 하시니, 단지 내 기억 속에 존재했던 '고등학교에서 찍은 사진'

이라는 정보를 더 이상 신뢰할 수 없었다.

그렇다면 그 사진은 정말 대공원에서 찍었던 사진일까? 뭐, 모를 일이다. 어머니가 착각하셨을 수도 있으니까. 어머니의 기억도, 나의 기억도, 모든 기억은 불완전하고 쉽게 무너진다.

이렇게 장황하게 기억에 대한 이야기를 하는 이유는, 망상의 이유에 대해 설명하기 위함이다.

전체 치매환자 중 60%에서 망상 증상이 일어난다고 한다. 망상이란 '잘못된 믿음'이다. 이러한 일이 일어나는 이유는 역시 뇌의 기능변화 때문이다. 잘못된 추론을 교정하는 전두엽의 교정기능 저하가 망상을 일으킨다고 알려져 있다. 또한 도파민과의 연관성도 높다. 도파민이 증가하면 망상이 발생하게 되는데, 치매환자에서는 도파민과 다른 신경전달물질 사이의 균형이 깨져서 망상이 일어난다.

누군가가 자신의 돈이나 물건을 훔쳐간다는 도둑망상(theft delusion)이 가장 흔하고, 가족이 나를 내다 버릴 거라는 유기망상(abandonment delusion), 배우자가 바람을 피운다고 생각하는 부정망상(infidelity delusion)도 흔하다.

도둑망상에 대해 예를 들어보자. 치매 할머니는 식탁 위에 올려놓았던 돈이 없어졌다는 것을 깨달았다. 분명히 돈이 있었는데 감쪽같이 사라져버렸다. 도대체 누가 가져갔을까. 주변을 살펴본다. 식탁 옆을 지나다닌 사람은 며느리밖에 없다. 치매환자의 의심은 점점 굳어져간다. 며느리가 내 돈을 훔쳐간 게 분명해. 환자는 며느리를 불러 혼을 낸다. 왜 내 돈을 훔쳐 가느냐고 역정을 낸다. 무릎을 꿇고 싹싹 빌어도 모자랄 판에, 며느리는 짜증을 내며 무슨 돈이 있었느냐고 타박을 한다. 화가 치밀어 오른다. 이 며느리의 버르장머리를 고쳐놔야겠다. 마침 아들이 들어왔다. 아들에게 할머니는 며느리가 돈을 훔쳐갔다고 소리쳤다. 하지만 아들은 고개를 저으며 돈은 원래부터 없었다고 한다. 둘이 짜고 나를 바보 취급하는 게 분명하다.

어디서부터 잘못된 걸까? 돈은 처음부터 식탁에 없었다. 그저 환자가 예전 기억을 헷갈린 것이다. 혹은 돈이 있었는데 할머니가 손자에게 용돈으로 준 후 그 사실을 잊어버렸을 수도 있다. 하지만 기억에 남아있지 않으니 할머니의 인지 내에서는 멀쩡히 있던 돈이 사라진 것이다. 그런데 왜 없어졌는지를 이해할 수 없다. 부족한 인지 내에서 추론을 하다 보니 누군가 훔쳐갔다고 생각하게 되고, 주변에 있었던 며느리를 의심하게 된다. 이렇게 '그릇된 믿음'이 형성되었다. 문제는 이 '그릇된 믿음'을 교정하는 뇌의 중추가 손상되었다는 것이다. 아무리 진실을 이야기해줘도 교정이 되지 않는다. 그러니 세상 사람들이 내 말은 믿지 않고 싸잡아서 나를 바보 취급한다고 느끼게 된다.

배우자가 바람을 피웠다고 생각하기도 한다. 그 시작은 아마도 불안감일 것이다. 인지능력과 기억력의 저하로 세상이 낯설어지고, 그것은 불안감으로 이어진다. 자신이 믿고 있던 세상이 붕괴되어가면서 끊임없는 의심이 시작된다. 그 의심은 아내에게로 향하게 되고, 아내가 다른 남자와 이야기를 하는 것을 보고(혹은 그런 환각을 경험하고 나서) 아내가 바람을 피웠다고 믿게 된다. 혹은 방어기제일 수도 있다. 치매가 진행되면서 점점 일상적인 생활이 힘들어지고, 사회로부터 격리되기 시작하면서 자신의 무쓸모함 때문에 버려지지 않을까 하는 심리적 불안이 생기고, 그것을 부정하는 과정에서 공격성이 발생한다. 화를 내거나 공격적인 언사를 하는데, 아내를 향한 공격성이 망상으로 변할 수 있다. 내 잘못을 감추기 위해 남을 공격하는 것이다.

누군가 밥에 독을 탔다고 생각하기도 한다. 한사코 식사를 거부하면서 아들이 나를 죽이려 한다고 경찰에 신고를 한다. 이 또한 자신이 버려질 것이라는 잘못된 믿음 때문에 나타나는 망상 증상이다. 그 외에도 가족들이 얼굴만 같을 뿐 다른 사람이라고 믿거나, TV에 나온 사람이 실제로 앞에 존재한다고 믿는 착오 증상이 생기기도 한다.

이러한 망상은 보호자를 힘들게 한다. 걸핏하면 옆집 사람이 삽을 훔쳐갔다고 쫓아가서 쌍욕을 하며 싸우고, 경찰에 신고를 해서 동네 망신을 당하기도 한다. 자꾸 돈을 훔쳐갔다며 죽일 년 살릴 년 욕을 해대니 화가 치밀어 오른다. 뼈가 앙상하게 말라가는데도 밥에 독이 들었다며 한사코 음식을 입에 대지 않기도 하고, 때로는 누가 자기를 죽이러 왔다며 칼을 들고 방에 들어가 문을 걸어 잠그고 나오지 않기도 한다.

이럴 때 무조건 오해하는 거라고, 사실이 아니라고 환자에게 말하는 건 역효과를 일으키기도 한다. 이미 환자의 전두엽 기능이 망가졌고, 잘못된 믿음을 교정하는 능력이 사라졌다면 아무리 이야기를 해도 소용이 없다. 이럴 때는 오히려 긍정도 부정도 아닌 모호한 대답이 상황을 호전시키기도 한다. 지갑이 없어졌다고 하면 같이 찾는 시늉을 하거나, 대충 얼버무린 후 다른 쪽으로 화제를 돌리는 것이 좋다. 환자가 욕을 하고 화를 내더라도 맞서서 화를 내지 말고 최대한 부드럽고 친절하게 이야기해서 환자를 안정시켜야 한다. 또한 환자가 자주 쓰는 물건들은 항상 정해진 자리에 놓아두는 것이 괜한 의심을 사지 않는 방법이다.

안타깝게도, 망상은 보호자가 노력해도 잘 해결되지 않을 때가 많다. 또한 그 과정에서 보호자가 극도의 스트레스를 받는 경우도 많다. 따라서 증상이 심한 경우에는 항정신병약물을 사용하는 것이 도움이 된다. 다만, 항정신병약물은 졸음, 낙상, 어지럼증, 추체외로 증상 등 부작용이 있을 수 있으므로 주치의와 상의하여 사용하되, 항상 보호자가 옆에서 문제 발생 여부를 지켜봐야 한다.

## 환각 : 돌아가신 아버님이 보인대요

가끔 어린 아이들은 엉뚱한 이야기를 하곤 한다. 앞뒤 잘라먹고 하고 싶은 이야기만 하니 듣는 사람 입장으로는 어리둥절한데, 간혹 섬뜩한 느낌이 들 때도 있다. 첫째 딸이 네 살쯤 되었을 때였던가, 집에 도착해서 현관문을 열려고 하는데 딸아이가 복도 끝 쪽을 빤히 쳐다보고 있었다. 그래서 "뭐 보는 거야?" 하고 물었더니 딸은 시선을 고정시킨 채 "저기 어떤 언니가 있어."라고 말했다. 순간 등에 소름이 쫙 돋았다. 뒤돌아 복도를 바라보니 텅 비어 있었다. 아무 일 없다는 듯 집으로 들어가는 딸에게 다시 물어보기도 뭣해서 더 묻지는 않았는데, 그때 딸아이가 이야기했던 것이 무엇이었는지 아직도 궁금하다. 어쩌면 상상 속 친구였을 수도 있겠다는 생각이 든다.

어디선가 들었던 이야기인데, 딸과 함께 불을 끄고 잠을 자려고 누웠는데 딸이 엄마 귓가에 대고 속삭였단다. "지금 엄마 발밑에 내 친구들이 누워서 자고 있어. 건드리지 않게 조심해." 그 말을 들은 엄마는 너무 무서워서 어둠 속에서 말도 못하고 혼자 울었다. 알고 봤더니 발밑에 인형들을 곱게 뉘어 놨더란다.

치매환자도 비슷한 이야기를 하곤 한다. 흔한 증상이 바로 '누군가 저기에 있어.'다. 죽은 남편이 방안에 서 있다고 하기도 하고, 친척이 놀러와 있다고도 한다. 이른바 유령거주(phantom boarder) 증상이다. 죽은 사람이 멀쩡히 옆에 있으면 놀랍고 무서울 만도 한데, 이러한 환시 증상을 보이는 치매환자는 대부분 덤덤하게 이야기를 한다. 크게 이상할 것이 없다는 듯한 태도를 보인다. 때로는 환각에 반응하여 행동을

치매 예방을 위한 두뇌성형

하기도 하는데, 무언가를 잡는 듯한 손짓을 계속하기도 하고, 누군가와 끊임없이 대화를 하기도 한다. 주변 환경에 반응하여 환각이 일어나는 경우도 있다. 천장텍스라 불리는 천장 마감재의 무늬를 벌레로 착각하여 천장에 벌레가 가득하다고 이야기하는 환자도 있었다. 이럴 때에는 되도록 그 원인을 없애주는 것이 환자의 안정에 도움이 된다.

환각은 대부분 환자에게 치명적인 문제를 일으키지는 않는다. 다만 집에 자꾸 누가 있다고 하니 보호자가 불안해하거나 무서워하는 경우가 더 많다. 실제로 누군가 집에 있는 것이 아니라 환자의 머릿속에만 존재하는 사람이니, 너무 무서워하지 말고 흘려 넘기시기 바란다. 다만 중증 치매의 경우 환각이 심해져 일어서서 나가려고 하거나, 자꾸 재촉하며 소리를 지르기도 한다. 이런 경우 낙상 등의 사고가 발생할 수 있어 주의를 요한다. 투약을 통해 증상을 호전시킬 수도 있다.

## 공격성향 : 화를 내고 욕하고 때려요

 노인병원에서 근무하다 보면 유독 공격성향이 높은 환자들을 많이 만나게 된다. 왜냐하면, 아무리 치매에 걸렸다 해도 특별히 보호자를 괴롭히지 않으면 집에서도 지낼 수 있기 때문이다. 다만 공격성향이 심해서 툭하면 욕을 하고 간병인을 때리고 침을 뱉고 꼬집는 경우에는 집에서 간병하기가 어렵다. 어쩔 수 없이 환자를 모시고 요양원이나 요양병원으로 갈 수밖에 없다.

 공격성을 표출하는 방법도 여러 가지인데, 화를 내고 욕을 하는 것이 가장 흔하다. 평소에는 욕을 전혀 하지 않던 점잖은 교장선생님이었다는데, 웬 쌍욕을 그리 하는지 신기하기도 하다. 온갖 저주를 퍼부어대는데 가만히 듣다보면 내가 나라를 팔아먹은 것도 아닌데 왜 저런 끔찍한 저주를 받아야 하나 의문이 든다. 주먹질을 하고 따귀를 날리고 꼬집고 할퀴고 깨물기도 한다. 이런 환자를 대할 때는 한 마리의 맹수를 대하는 느낌이다. 물건을 집어던지기 때문에 주변에는 위험하거나 무거운 물건을 다 없애야 하고, 가위처럼 날카로운 물건은 절대 주변에 두면 안 된다. 심지어는 자해를 하기도 한다.

 이러한 공격성향이 왜 발생하는지에 대해서는 의견이 분분하나, 변연피질, 전두엽 피질의 기능 저하 가능성 및 신경전달물질의 변화가 원인이 될 것으로 생각되고 있다.

 환자가 공격성향을 보일 때 가장 먼저 확인할 것은 뭔가 '불편한 점'이 있지는 않은지 여부다. 심리적으로 스트레스를 받거나 뭔가 원하는 바가 이루어지지 않을 때 공격성이 악화된다. 탈수, 변비, 배고픔, 목

마름, 불면 등의 문제가 없는지부터 확인하고, 거동이 불편한 환자의 경우 누워있는 자세가 불편하지 않은지, 팔이나 다리가 눌리거나 낀 곳은 없는지 확인해야 한다. 환자를 눕히다가 주변의 작은 물건이 굴러들어가 등과 침대 사이에 끼어 환자를 아프게 하는 경우도 있으니 꼼꼼하게 살펴야 한다. 열이 나거나 두통, 어지럼증 때문에 환자 상태가 악화되기도 하고 가래가 목에 걸려 답답할 수도 있다. 방이 너무 덥거나 춥지는 않은지 확인해야 한다.

오해가 화를 일으키기도 한다. 청력이 떨어지는 경우 말을 알아듣지 못하기 때문에 오해하기 쉽다. 자세한 설명을 하지 않고 뭔가를 하려고 하면 환자들은 당황한다. 특히 옷을 갈아입히거나 목욕을 하거나 이발을 할 때면 누군가 자신에게 위해를 가하지 않을까 싶어 긴장하게 되고, 폭력성을 보일 수 있다. 환자에게 무언가를 할 때에는 충분히 이야기를 해주어 이해를 시킨 후에 진행하는 것이 좋다.

공격성향이 너무 심한 경우 약물 치료를 통해 증상을 완화시켜볼 수 있는데, 이때 사용하는 항정신병약물의 대부분이 진정효과를 보이기 때문에 까라짐 증상을 흔히 보인다. 환자가 까라지게 되면 욕창 발생률이 높아지고 흡입에 의한 폐렴 및 질식 가능성이 높아지므로 적절한 약물 용량 조절이 필요한데, 상당수의 환자는 약을 먹어도 공격성향이 완전히 나아지지 않거나 부작용이 생기기 때문에 치료에 어려움이 있다. 약물의 부작용이 심할 경우 약물을 높이기보다는 억제를 통해 위험을 낮출 수도 있다. 손목이나 발목, 가슴에 억제대를 묶어 환자가 폭력적인 행동을 하지 않도록 하는 방법인데, 사고 위험성은 낮출 수 있으나 환자를 묶는 행위 자체가 인권을 고려하지 않은 방법이기 때문에 최근에는 억제대 사용이 많이 줄어드는 추세다. 하지만 환자의 안전뿐만 아니라 간병인이나 의료진의 안전도 중요하고, 과다한 항정신병약물과 진정제 사용으로 상태가 악화되는 환자도 있기에 때로는 억제대의 사용이 오히려 도움이 될 수도 있다. 억제대를 사용할 경우 문제 발생 여부를 지속적으로 확인하여야 하기 때문에 일반 가정에서 사용하는 것은 위험하므로 권장하지 않는다. 반드시 24시간 감시가 가능한 의료기관에서 시행해야 한다.

## 반복행동 : 같은 질문을 계속해요

보호자가 괴로워하는 치매환자의 증상 중 하나가 바로 '같은 질문을 계속해요.'다. 물어본 걸 또 묻고, 묻고, 계속 묻는다. 그때마다 대답을 해도 끊임없이 물으니 화가 치민다. 일부러 나 괴롭히려고 그러는 건 아닌가 싶을 때도 있다.

환자가 같은 질문을 반복하는 이유는 다양하지만, 크게는 두 가지로 볼 수 있다. 첫째, 물어봤다는 사실을 까먹고 다시 묻는 것이다. 일반적으로 치매환자는 단기기억 장애가 있기 때문에 자신이 물어봤다는 사실 자체를 기억하지 못한다. 그러므로 다시 묻는 것이다. 또 한 가지 이유는 초조, 불안 때문이다. 치매환자는 낯설어진 세상에 대한 불안이 기본적으로 존재한다. 정도의 차이가 있을 뿐, 항상 불안한 상태다.

사람은 누구나 초조해지면 평소에 안하던 행동을 한다. 다리를 달달 떨거나, 목적 없이 방안을 왔다 갔다 하거나, 종이를 잘게 찢는 등 무의미한 반복행동을 한다. 치매환자도 마찬가지다. 뭔가 환자를 불안하게 만드는 요인이 발생하면 그것을 초조 행동으로 발현시킨다. 그 중 보호자를 괴롭히는 행동이 바로 '같은 것을 계속 묻는 것'이다.

친척이 오후 2시에 방문하기로 했다 치자. 환자는 오후 2시에 친척이 온다는 사실에 집착하고, 그 사실을 잊어버리거나 시간을 놓칠까봐 걱정하게 된다. 초조한 마음에 계속 보호자에게 '그 친척이 몇 시에 오기로 했는지' '지금이 몇 시인지'를 물어보게 된다. 주간보호센터 차량이 아침 9시에 오기로 했다면, 그 시간에 오는 게 맞는지 몇 번이고 확인을 하고 새벽같이 일어나 준비를 한다. 가끔은 1시간 전에 차량이 오는 곳에 나가서 기다리기도 한다. 아직 올 시간이 멀었다고, 집에 들어가서 기다리시라고 해도 막무가내다. 왜냐하면, 차를 놓칠까봐 초조해서 도저히 집 안에 들어가 있을 수 없기 때문이다.

불안과 초조는 다른 형태로 나타나기도 한다. 목적 없이 여기저기를 돌아다니거나, 물건을 감추고 숨기기도 한다. 특별한 문제가 없는데도 계속 사람을 찾고 불러 집안일을 못하게 만든다.

이렇게 초조 증상이 있을 때에는 최대한 환자가 마음을 가라앉히고 안심할 수 있게 차근차근 설명해주는 것이 좋다. 만약 그래도 계속 같은 질문을 한다면 그때마다 친절하게 대답해주자. 만약 원하는 대답을 듣지 못한다면 환자는 더 불안해할 수 있다.

같은 질문을 하는 것처럼, 같은 행동을 반복하는 환자가 있다. 벽을 두드리거나 숫자를 계속 세거나 노래를 부르는 등의 단순한 행동부터, 목적 없이 돌아다니는 배회나 병적 도박, 충동적인 구매 등 강박적인 증상까지 다양하게 나타난다. 반복행동은 전두선조체 회로(fron-tostriatal circuitry)의 손상에 의해 발생한다고 한다. 뇌의 변화 때문에 발생하는 증상이라는 것이다. 따라서 이러한 증상을 보인다고 해서 환자를 꾸중하거나 힐난해서는 안 된다.

반복행동이 문제가 되는 것은 보호자의 스트레스를 가중시키고 환자의 안전을 위협하기 때문이다. 내가 진료한 환자 중에는 계속 손으로 허벅지를 치는 분이 계셨는데, 항상 허벅지에 멍이 들어있을 정도였다. 어떤 분은 침대 난간을 손으로 쳤는데, 손의 부상이 걱정되는 것은 물론이거니와 금속으로 된 침대 난간이 부딪히는 소리 때문에 간병인과 주변 환자들이 많이 힘들어했다.

　한 환자는 강박적으로 배회를 하는 증상이 있었다. 파워워킹을 하듯 병동의 복도를 하루 종일 돌았다. 아무리 붙잡고 말려도 소용이 없었다. 항정신병약물을 사용하면 부작용 때문에 까라졌고 어쩔 수 없이 간병인 한 명이 하루 종일 환자의 뒤를 쫓아 병동을 돌아야 했다.

　투약 조정을 통해 증상을 완화시킬 수는 있으나 환자마다 증상과 투약에 대한 반응이 사뭇 다르기 때문에 완전히 증상을 없애기는 힘들다. 약물 치료와 비약물적 치료의 적절한 조율이 필요하다.

## 배회 : 밖에 나가서 길을 잃어버려요

목적 없이 돌아다니는 것을 배회라고 한다. 두 지점을 왔다 갔다 하기도 하고, 같은 코스를 반복해서 빙빙 돌기도 한다. 특별한 경로 없이 무작위로 헤매기도 한다. 뇌의 시공간 기능 손상이 배회를 일으킨다고 알려져 있으며, 외적 스트레스나 불안 때문에 배회를 한다는 주장도 있다.

시골에 사는 사람은 동네를 이유 없이 돌아다니는 형태로 나타날 때가 많다. 작은 시골동네는 서로 잘 알기 때문에 길을 잃거나 할 위험이 적다. 이상한 곳으로 가면 동네 주민이 말릴 테니까. 하지만 안심할 수 있는 것은 아니다. 내 환자 중에는 집을 나가 배회하다가 길을 잃고 실종되어 3일 만에 야산에서 발견된 사람도 있다. 다행히 경찰의 도움으로 찾았으니 망정인데, 만약 더 깊은 산속으로 들어갔다면 생명이 위태로울 수도 있었다. 치매환자는 길을 잃어도 구조요청을 하지 못하고 탈진한 상태에서 그냥 웅크려 숨어 있다가 사고를 당하게 된다.

어떤 환자는 목적을 가지고 집을 나섰다가, 그 목적을 잊어버리거나 길을 잃어서 배회하기도 한다. 화장실에 가기 위해 나왔다가 길을 잃기도 하고, 단기기억이 손상되어 옛날에 살던 집에 지금도 살고 있다고 착각하는 경우 집으로 돌아가기 위해 돌아다니기도 한다. 예전 직장으로 출근하기 위해 길을 나서는 사람도 있다. 여기는 내 집이 아니니 집에 가야겠다며 무작정 짐을 싸서 나가려 하는 분들을 설득해 다시 집으로 들어오게 하는 게 참 힘들다. 그분 입장에서는 낯선 사람이 와서는 이상한 곳으로 자신을 데려가려고 하는 것이나 마찬가지기 때

치매 예방을 위한 두뇌성형

문이다. 당연히 저항할 테고, 경우에 따라서는 언성을 높이거나 화를
낼 수도 있다.

이럴 때는 어느 정도 배회를 하도록 두고 따라다니다가, 환자가 좀
진정되면 "오늘은 날이 늦었으니 이만 들어가시고 내일 가시죠." 하고
구슬리는 것이 좋다. 물론 이런 방법이 들을 수도 있고 효과가 없을 수
도 있다. 하지만 무조건 환자를 끌고 들어가는 것은 오히려 역효과를
일으키니 주의할 필요가 있다.

요양병원에서 배회가 문제가 되는 것은 바로 낙상사고 때문이다. 자
세가 불안정한 환자가 배회를 하다보면 넘어지게 되고, 고령의 노인은
골절이 일어나기 쉽다. 대부분 한 명의 간병인이 여러 환자를 돌보게
되는데, 배회하는 환자가 한 명만 있어도 그 환자를 보기 위해 간병인
이 다른 환자들을 간병하지 못하게 되는 상황이 발생한다. 따라서 배
회를 하지 못하도록 억제를 하기도 한다. 특별히 문제가 없는데 배회
를 한다는 것만으로 억제를 하는 것은 인권 침해의 위험이 있으며, 억
제에 따른 증상 악화 및 상해 가능성도 배제할 수 없으니 최소한으로
사용해야 한다.

일반 가정에서는 환자를 집에 가두는 식으로 배회를 예방하기도 한
다. 낮에 환자를 돌볼 사람이 없는 경우 환자를 방에 가두고 밖에서 자
물쇠로 잠그는 것인데, 아무도 없는 밀폐된 공간에서 돌발 상황이 발
생할 경우 환자는 구조요청을 하지 못하게 되고, 사고로 이어지게 된
다. 물론 보호자도 직업이 있고 생활을 위해 경제활동을 해야 하는 피
치 못할 사정이 있겠지만, 환자를 방에 가두어두는 비인도적인 상황이
일어난다는 것은 참 안타까운 일이다.

배회는 약물로 효율적인 치료를 하기 어려운 경우가 많으므로 비약물적인 치료가 우선되게 되는데, 환자가 안전한 곳에서 배회할 수 있도록 배회할 장소를 만들어주는 것도 한 가지 방법이다. 요양병원의 복도를 폐쇄된 회로(circuit) 형태로 만들어 환자가 계속 걸어 다닐 수 있도록 하고, CCTV를 설치하거나 간병인을 곳곳에 배치해 지켜볼 수 있도록 하는 것이 좋다.

만약 환자가 배회하다가 길을 잃는 경우 위험에 빠질 수 있으므로 미리 대비를 해야 하는데, 이름과 보호자의 연락처를 적은 목걸이나 팔찌를 항상 착용하는 것이 좋다. 스마트폰의 위치추적 기능을 활용해도 좋다. GPS를 통한 위치 추적도 가능한데, SK하이닉스에서 2017년부터 지원하고 있는 행복GPS가 유용하다. 손목에 착용하는 방식의 GPS로, 스마트폰을 통해 위치파악이 가능하고 일정거리를 벗어나면 보호자에게 알림을 보내는 기능이 있다. 2년까지는 무료로 사용 가능하고 이후부터 월 2,000원의 이용료가 부과된다.

## 무감동 : 하루 종일 아무것도 안하고 가만히 있어요

치매환자의 이상행동 중 화를 내거나 의심하는 등 공격적인 행동만 문제가 되는 것은 아니다. 아무것도 안하려 하는 증상 또한 보호자를 힘들게 한다. 이처럼 무언가를 하고자 하는 의욕이 감소하고 동기 부여나 세상에 대한 관심이 떨어지는 증상을 무감동이라고 한다. 많게는 알츠하이머 치매의 88%에서 이러한 증상이 나타난다고 한다. 전두엽 및 기저핵의 기능저하에 의해 발생하는 것으로 알려져 있다.

무감동증이 있는 환자는 모든 것에 흥미를 잃고 아무것도 하지 않으려 하는 것이 특징이다. 하루 종일 멍하니 앉아있고, 개인위생에도 관심이 없기 때문에 세수나 양치를 하지 않는다. 따라서 몸에서 지린내나 퀴퀴한 냄새가 날 때가 많다. 식사에도 관심이 없어서 밥을 챙겨먹지 않고, 먹는다 해도 반찬을 다양하게 준비하지 않는다. 약을 먹는 것도 못해서 누군가 챙겨줘야 한다. 약을 먹으라고 챙겨줘도 안 먹을 때가 흔하다.

옷차림에 대한 관심도 무뎌져서 헐벗고 다닐 때가 많다. 속이 비치는 옷을 입고 돌아다녀도 부끄러운 줄을 모른다. 단추를 잠그지 않거나 바지가 엉덩이까지 흘러내려도 괘념치 않는다. 때로는 여름에 겨울옷을, 겨울에 여름옷을 입기도 한다. 이는 옷에 대한 관심이 줄어든 탓도 있지만 날씨나 온도를 파악하는 인지능력이 상실되었기 때문이기도 하다.

무감동증은 그 자체로 환자의 전신상태를 악화시키는 요인이 된다. 영양공급이 잘 되지 않으니 체력이 떨어지고, 개인위생 관리가 안 되어 불결한 환경에서 지내게 되니 여러 가지 질병에 걸릴 확률이 높아진다. 주변 사람들과의 관계에도 악영향을 미친다. 외래에 온 환자에게서 지린내가 진동하면 의사인 나조차도 숨을 꾹 참고 바쁘게 진료를 하는데, 다른 사람들은 어떻겠는가. 가끔은 의자에 소변자국을 남기고 가는 분도 있다. 그런 환자의 보호자를 보면 하나같이 얼굴이 찌푸려져있다. 결국 가족 간의 사이도 안 좋아진다.

안타깝게도, 아직까지 치매에서의 무감동을 완전히 호전시킬 수 있는 약물은 개발되지 않았다. 여러 가지 약물이 시도되고 있으나 효과는 만족스럽지 않다. 따라서 보호자의 관심과 보살핌이 중요하다.

## 탈억제 : 성적인 농담을 하고 자위를 해요

사람에게는 본능이라는 것이 있다. 어릴 때에는 본능대로 산다. 하지만 나이가 들면서 본능을 억제하는 능력을 갖추게 된다. 화가 나도 참을 줄 알고, 배고파도 기다릴 줄 알게 된다.

성적 본능도 마찬가지다. 아무리 매력적인 여자를 만난다 해도 곧바로 껴안고 뽀뽀를 하면 그것은 성추행이다. 이렇게 원초적인 본능을 억누를 수 있는 것은 전두엽 덕분이다. 전두엽이 발달하면서 우리는 본능을 억제할 수 있는 힘을 얻게 되었다.

하지만 치매로 인해 안와전두엽 기능이 상실되면 본능을 이겨내지 못한다. 화를 참지 못하고 폭력적이 되며 남에게 상처가 되는 막말을 한다. 성적 충동을 이겨내지 못해 음담패설을 하거나 가슴 또는 엉덩이에 손을 댄다. 때로는 며느리 앞에서 자위를 하기도 한다. 충동적으로 홈쇼핑 물건을 사들이고 도박에 빠지기도 한다. 이러한 증상들을 탈억제라 한다.

노인병원에 입원했던 환자들 중에도 이런 환자들이 꽤 있었다. 툭하면 간호사나 간병인의 몸에 손을 대고 성기를 꺼내 자위를 해 사람들을 놀라게 만들었다. 이런 성적 행동은 주변 사람들을 불쾌하고 불안하게 만든다.

환자가 성적 접촉을 시도한다면 손을 잡아주거나 하는 방식으로 방어하는 것이 좋다. 정색하거나 화를 내는 경우 환자로 하여금 수치심이나 죄책감을 느끼게 할 수 있으니 주의하자. 간병인을 아내로 착각하거나 해서 나오는 행동일 수도 있으니 상황을 잘 살펴야 한다. 특정 간병인에게만 성적 행동을 하는 경우 간병인을 교체하는 것도 고려할 수 있다. 만약 자위를 멈추지 않는다면 벗기 어려운 옷을 입히는 방법도 있다.

환자가 성적인 행동을 하는 것을 보며 변태라 생각하며 질색해서는 안 된다. 환자 탓이 아니라 병 때문에 그런 거니까. 물론 간병인과 간호사의 인권을 생각하면 발생해서는 안 되는 일이지만, 치매에는 어쩔 수 없는 일들이 일어나기 마련이니 안타까울 뿐이다.

## 식욕 변화 : 밥을 안 먹어요

식사에 있어서 보호자의 걱정은 두 가지다. 하나는 '밥을 안 먹어요.'고, 또 하나는 '밥을 계속 달라고 해요.'다. 식사를 하는 행위는 여러 가지 요인이 관여하기 때문에 어떤 한 가지 이유로 설명하기는 어렵다. 시상하부가 식욕에 관여할 것으로 생각되나 뇌병변뿐만 아니라 환경적인 요인도 살펴봐야 한다.

식사를 잘 하지 않는 경우, 의외로 단순한 원인 때문일 수 있다. 대표적인 것이 바로 '씹기 어려워서'다. 노인은 이가 상하거나 빠진 경우가 많아 음식을 씹기 어려울 수 있다. 틀니가 맞지 않으면 씹을 때 통증이 발생한다. 밥을 먹기 힘들어지니 식사 자체를 안 하려 한다. 음식이 맛이 없어서 안 먹을 수도 있다. 나이가 들면 미각 기능이 떨어지게 된다. 평소 음식을 잘 만들던 분이 나이가 들면 음식을 짜게 만드는 경우가 있는데, 혀의 기능이 저하되어 짠맛을 잘 못 느끼기에 소금을 많이 넣게 되는 것이다. 평소에 먹던 대로 음식을 하면 싱겁고 맛이 없어서 안 먹으려 한다. 이런 분들의 특징은 자극적인 음식은 곧잘 드신다는 것이다. 요거트나 과자 등은 잘 드시면서 막상 밥은 안 드시는 분들도 있다. 이런 분들에게는 치과 치료를 통해 치아의 상태를 해결하거나, 반찬을 잘게 자르거나 갈아서 드리는 것이 좋다. 평소에 좋아하던 반찬을 드려보고, 음식이 싱겁다 하면 소금이나 소스의 양을 늘려보아야 한다. 짠 음식은 건강에 좋지 않지만 식사를 못하는 것도 문제이니 두 가지를 잘 고려해야 한다.

소대변 문제 때문에 일부러 식사량을 줄이는 분도 있다. 와상 상태에서 기저귀를 사용하는 분들 중에는, 기저귀에 소대변을 보는 것 자체를 수치스러워하는 분들이 있다. 그래서 되도록 용변 횟수를 줄이려고 스스로 식사량을 줄이기도 한다. 이런 환자께는 기저귀를 치우는 것이 전혀 어렵지 않고 폐가 되는 일이 아님을 이야기해주어 마음을 편하게 해주어야 한다. 인지가 심하게 떨어진 환자는 삼키는 것을 잊어버리기도 한다. 계속 씹기만 하거나 입에 문 채 넘기지 않을 수 있으니 삼키시도록 이야기를 해주어야 한다. 물 컵을 이용하기 힘든 경우에는 빨대를 사용하는 것이 좋은데, 컵에 뚜껑이 달린 형태의 빨대 컵이 유용하다.

식사를 하고 돌아서자마자 곧바로 밥을 달라고 하는 환자도 있다. 섭식중추에 문제가 발생해 나타나는 현상일 수도 있고 자신이 밥을 먹었다는 사실을 잊어버려 다시 밥을 달라고 하는 것일 수도 있다. 계속 밥을 드릴 수 없으니 방금 식사를 하셨다고 말씀드려도 이해하지 못하고, 때로는 자신을 굶긴다고 오해하기도 한다. 하루 종일 밥을 달라고 소리를 지르는 환자도 있다. 아무리 환자가 원한다 해도 밥을 계속 드릴 수는 없는 일이니, 이런 환자에게는 정해진 시간에 식사와 간식을 제공하는 것이 좋고, 평소에는 밥 생각을 잊도록 다른 활동을 유도해야 한다. 이러한 노력에도 불구하고 섭식 장애가 해결되지 않는 경우 약물치료를 고려해볼 수 있다. 식욕촉진제를 사용하면 일시적으로 식사량을 늘릴 수 있다. 식욕이 넘치는 환자에게는 토피라메이트 등의 약물 부작용인 식욕 감소 효과를 통해 증상 완화를 시도해볼 수 있다.

치매 예방을 위한 두뇌성형

## 수면 장애 : 밤에 잠을 안자고 돌아다녀요

나이가 들면 젊을 때에 비해 수면시간이 짧아지고 분절되는 양상을 보인다. 치매환자의 경우 그 증상이 더 심해지게 되는데, 아마도 시상하부나 뇌간 신경핵의 기능저하 때문에 발생하는 것으로 생각된다. 수면의 분절이 심해져 자주 깨기 때문에 수면의 질이 떨어지고, 이는 주간 졸림과 낮잠으로 이어진다. 낮잠을 잤으니 밤에는 더욱 잠을 이루기 어려워진다. 시간개념이 떨어지는 치매환자는 새벽 3시에 일어나 가족들에게 전화를 하거나 장롱을 열어 물건을 정리하고, 아침밥을 만들기도 한다. 잠을 자야 할 시간에 부산하게 움직이니 가족들은 잠을 잘 수가 없다. 때로는 밖에 나가서 배회를 하다 길을 잃기도 한다.

우리 뇌의 송과체에서는 멜라토닌이라고 하는 일주기리듬 호르몬이 분비되는데, 이 분비를 자극하는 것이 바로 빛이다. 아침이 되어 해가 뜨면 그 햇빛이 눈을 통해 들어와 뇌를 자극하게 되고, 우리의 수면 일주기가 형성되어 밤에 멜라토닌이 분비된다. 그런데 치매환자의 경우 야외활동이 적으므로 낮에 햇빛을 볼 일이 별로 없다. 또한 병실이나 방에 조명이 잘 되어 있기 때문에 야간에도 어둡지 않게 지낼 수 있다. 따라서 일주기리듬이 망가지게 되고 수면주기가 불규칙해진다.

이런 경우 낮에 한두 시간이라도 햇볕을 쬐거나 창을 통해 빛을 볼 수 있게 해주는 것이 좋다. 또한 야외활동을 하면 그 자체로 밤에 수면을 취하는 데 도움이 되기도 한다. 안된다면 실내라도 밝게 해주는 것이 좋다. 반대로 밤에는 조명을 어둡게 해야 일주기 리듬을 되돌릴 수 있다.

밤에 잠을 안자면 보호자가 스트레스를 많이 받기 때문에 '수면제'를 처방해달라고 하기도 하는데, 일시적으로는 잠을 잘 수 있을지는 몰라도 근본적인 해결은 되지 않으며, 진정작용에 의해 환자가 까라지면서 욕창이나 폐렴에 걸릴 가능성이 높아진다. 따라서 부득이한 경우에만 사용해야 한다.

치매환자에게는 다른 수면장애가 동반되는 경우가 많은데, 렘수면장애(REM sleep behavior disorder)가 흔히 문제가 된다. 꿈을 꾸는 렘수면 상태에서 근육활동이 억제되는 것이 일반적인데, 렘수면장애 환자는 렘수면상태에서도 근육활동이 억제되지 않아 소리를 지르거나 주먹질을 하고 발로 차고 침대에서 일어나는 등의 행동을 하게 된다. 환자 본인뿐만 아니라 주변 사람들까지 위험에 빠뜨리기 때문에 꼭 치료가 필요하며, 다행히 대부분의 경우 투약을 통해 증상을 호전시킬 수 있다.

## 불결한 행동 : 벽에 똥칠을 해요

'벽에 똥칠할 때까지 살아라!'는 말이 있다. 이 말은 중의적인 표현으로 볼 수 있는데, 웃으며 말한다면 '늙어서 벽에 똥칠할 정도로 오래오래 살아라.'는, 만수무강의 의미를 담고 있다고 볼 수 있고, 인상을 쓰면서 말한다면 '벽에 똥칠하는 치매나 걸려라!'라는 저주의 의미를 담을 수도 있다. 아무튼, 벽에 똥칠을 하는 것은 치매를 이야기할 때 나오는 단골 표현인데, 실제로 치매환자는 벽에 똥칠을 할까? 맞다. 똥칠을 한다. 요양병원에서 근무하면서 벽에 똥칠을 하는 환자를 여럿 봤다.

치매환자가 똥을 여기저기에 발라놓는 이유에 대해서는 여러 가지 의견이 있다. 일단 똥을 만지는 이유가 있을 텐데, 누구나 기저귀에 똥을 싸면 엉덩이에 똥이 묻어있을 테니 찝찝한 기분이 들 것이다. 정상적인 인지상태라면 똥이라는 것을 아니까 절대 만지지 않을 테지만 인지가 떨어져있는 치매 노인은 엉덩이에 축축하고 기분 나쁜 것이 묻어있으니 뭔지 만져보고 싶을 것이다. 그래서 만지게 된다. 호기심이 행동으로 나타나는 것이다.

손으로 변을 움켜쥐었을 때의 반응은 두 가지일 것이다. 똥이라는 것을 인지하지 못했다면 그것은 그냥 미끈거리는 찰흙 같은 물건이다. 그러니 계속 만지작거리면서 놀게 된다. 만약 똥이라는 것을 알았거나 촉감이 불쾌하다면, 무언가에 손을 닦아야 한다는 생각이 들 것이다. 그래서 이불에, 벽에, 수건에 손을 쓱쓱 닦게 된다. 어느 정도 인지가 남아있는 환자는 자신이 기저귀에 대변을 보았다는 것이 부끄러워 스스로 처리를 하려고 하기도 한다. 그래서 기저귀를 치우려다 여기저기 변을 흘리게 된다.

환자가 벽에 똥칠을 하는 것을 막으려면 자주 기저귀를 체크해서 변을 빨리 치워주는 것이 가장 좋다. 만약 그것이 어렵다면 환자의 손에 벙어리장갑을 끼우거나 환자복 소매 끝을 고무줄로 묶어 기저귀 안에 손을 넣기 어렵게 만드는 방법도 있으나, 인권침해의 소지가 있으니 권장할 수는 없겠다.

화장실이 아닌 다른 곳에서 소변을 보는 환자도 있다. 이럴 때는 먼저 비뇨기과적 문제가 있지는 않은지 확인해야 한다. 남자의 경우 전립선비대증으로 급박뇨가 있을 수 있고, 여자의 경우 요실금이나 과민성 방광이 흔하다. 이러한 경우 투약을 통해 증상을 호전시킬 수 있다. 비뇨기과적인 문제가 없는 환자가 소변을 복도에 본다면 첫 번째는 화장실로 가려 했으나 화장실을 찾지 못해서 실례를 한 경우이고, 두 번째는 화장실을 찾긴 했으나 걸음이 느려 실수한 경우다. 이럴 때 환자는 수치심을 느끼고 자존감이 하락하는 경향이 있으므로, 절대 환자를 혼내거나 꾸중하지 말고 부드럽게 이야기하여 화장실에 갈 수 있도록 도와야 한다. 환자가 화장실을 찾지 못한다면 복도에 화장실로 가는 길을 크게 적어 놓는 것도 도움이 된다.

## 섬망 : 갑자기 증상이 악화됐어요

대개 치매환자의 증상이 천천히 조금씩 나빠질 거라 생각하지만, 실제로는 그렇지 않다. 치매 증상은 갑자기 좋아지기도 한다. 날씨가 좋고 환자의 건강상태가 양호하고 기분이 좋으면 증상이 반짝 좋아져서, 보호자는 마치 환자가 정상이 된 것처럼 느끼기도 한다. 이럴 때는 기억력도 맑아진다. 하지만 어떤 날은 증상이 나빠져서 가족도 못 알아보고 엉뚱한 행동을 하고 헛것을 보기도 한다. 이렇게 좋았다 나빴다를 반복하며 점점 악화되어가는 것이 일반적인 치매의 경과다.

환자의 상태가 나빠지는 경우, 날씨가 흐리거나 주위가 어두워지고 낯선 사람들이 집을 방문하는 등 단순하고 일시적인 원인이 대부분이다. 하지만 경우에 따라서는 급격하게 증상이 나빠지는데, 이럴 때는 건강상의 이유를 먼저 파악해야 한다.

나는 농담 반 진담 반으로, 치매환자들은 감기만 걸려도 사경을 헤매니 겨울마다 주의를 해야 한다고 말하곤 했다. 실제로 내가 노인병원에 부임했던 첫해 겨울에, 일곱 분 정도가 감기에 걸렸는데 정말 사경을 헤맸다. 와상상태가 오래되다 보니 면역력이 떨어져 감기가 쉽사리 낫지 않았고, 의식이 떨어지고 가래가 많아 금식을 하다 보니 증상이 확 나빠졌다. 이러다 감기 때문에 돌아가시는 건 아닌가 노심초사했던 기억이 난다. 치매환자는 삼킴곤란이 있어 폐렴에 잘 걸리기도 하고, 자신의 상태를 잘 표현하지 못하다보니 탈수나 전해질 문제도 간혹 발생한다.

낙상으로 다리가 골절되었는데 치매증상이 확 나빠지는 환자도 여렷 보았다. 다리가 부러지는 것과 치매가 무슨 상관이냐고 하겠지만, 골절은 심리적으로 신체적으로 굉장한 스트레스 상황을 유발하게 된다. 우리의 몸은 서로 유기적으로 연결되어있다. 하나의 시스템이 망가지면 연쇄반응이 일어난다. 젊고 건강한 사람이야 여러 가지 완충작용을 통해 그 상황을 통제할 수 있겠지만, 치매 노인은 다르다. 특히 수술이라도 하면 상태는 더욱 악화된다.

문제는, 이러한 증상의 악화가 예전대로 돌아오는 데 시간이 오래 걸리고, 경우에 따라서는 좋아지지 않기도 한다는 것이다. 아무리 좋은 약을 먹고 운동을 하고 인지 프로그램을 진행해도 골절 한방에 모든 게 허사가 되는 일이 허다하다. 따라서 환자의 전신 건강상태를 양호하게 유지하고 관리하는 것이 매우 중요하다.

그 외에도 약물 부작용, 알콜 남용, 억제대 사용, 저혈당, 비타민 부족, 급성 뇌병변 등이 섬망의 원인이 되기도 한다. 환경 변화 또한 섬망의 흔한 원인이다. 자식들 집에 방문했다가 증상이 악화되기도 하고, 입원 후 일시적으로 증상이 심해지기도 한다. 환자 주변의 환경을 일정하게 유지하는 것이 섬망 예방에 도움이 된다.

## 피부질환 : 자꾸 몸을 긁고 가려워해요

　피부질환이야 누구에게나 생길 수 있는 것인데 왜 치매와 연관을 짓는지 의아할 수 있다. 내 경험상 치매환자에게 피부질환이 참 잘 생기는데, 그 원인은 매우 다양하다.

　가장 흔한 것이 바로 피부건조증이다. 나이가 들면 피부의 탄력이 떨어지고 건조해지는데, 보습 로션을 자주 발라서 피부의 건조를 막아줘야 한다. 그런데 치매노인은 무감동 증상 때문에 개인위생이나 피부에 대한 관심이 줄어들게 된다. 보습 로션은커녕 잘 씻지도 않으니 피부에 탈이 날 수밖에 없다. 피부가 건조하니 가려워지고, 가려워서 긁다보니 상처가 생겨 2차 감염이 되거나 피부가 민감해져 더 가려워지는 악순환이 발생한다.

　잘 씻지 않고 땀이 나도 닦지 않다보니 사타구니나 등이 습해져 백선(무좀)이 생기기도 한다. 백선은 치료를 제대로 하지 않으면 점점 번지기 때문에 방치했다가는 치료가 힘들어질 수 있다. 요양병원에 입소해있는 환자들은 기저귀를 사용하는 경우가 많은데, 제때 기저귀를 갈지 않으면 발진이 생기거나 가려움증을 호소하기도 한다. 또한 기저귀를 쉽게 갈기 위해 속옷을 입히지 않고 환자복만 입히는데, 환자복이 거친 옷감인 경우 환자가 가려워하거나 간지러워할 수 있다.

　면역력이 떨어진 환자에게는 이유 없이 수포가 생길 수 있다. 혹은 억제대에 쓸려 피부발진이 생기기도 한다. 요양원이나 요양병원에는 옴진드기 같은 전염질환이 문제가 된다. 옴진드기는 전염성이 매우 강해 한번 전염되면 참을 수 없을 정도의 극심한 가려움을 동반한 피부

발진이 전신으로 퍼져나가며, 옴진드기 약을 사용하지 않으면 나아지지 않는다.

욕창은 와상상태 환자에게 생기기 쉽다. 하루 종일 누워있다 보면 특정 부위가 압박을 받게 되는데, 그러다보면 혈액순환이 나빠져 괴사에 빠진다. 엉덩이와 양측 고관절 부위에 흔히 나타나며 초기에는 소독만으로도 호전시킬 수 있지만 심한 경우 피부를 파고들어가 근육과 뼈까지 썩게 만들기도 한다.

이러한 피부질환을 막기 위해서는 개인위생에 신경을 써야 한다. 잘 씻고 잘 말려야 한다. 목욕 후에는 꼭 보습제를 바르고 와상상태의 환자는 자주 체위를 바꿔서 괴사가 일어나지 않게 해야 한다.

## 임종 : 증상이 계속 나빠지면 어떻게 돼요?

멋모르는 풋내기 의사 시절, 치매환자와 죽음은 서로 다른 영역이라고 생각했다. 치매는 그저 기억력이 떨어지는 질환이고, 기억력이 떨어진다고 해서 숨을 못 쉬는 것도 아니니 죽음과 직접적인 연관은 없으리라 생각했다. 하지만 실상은 전혀 그렇지 않다. 치매환자는 항상 죽음 앞에 놓여있다.

가장 허망한 죽음은 사고사다. 배회를 하다 길을 잃어 여기저기를 떠돌다가 야산에서 시신으로 발견되는 경우가 있다. 도로를 무단횡단하다 사고가 나기도 한다. 노인은 걸음이 느리기 때문에 차가 멀리 있다고 생각하고 도로를 건너기 시작하는데, 생각보다 빠르게 자동차가 달려오게 된다. 행동이 느리니 미처 피할 수가 없다. 오토바이나 자전거를 타다가 넘어져 다치기도 한다. 시골에서 특히 문제가 되는 것이 경운기다. 경운기를 몰고 논 옆의 좁은 길을 가다 실수로 논에 처박히는 사고가 간혹 일어나는데, 경운기가 별것 아닌 것 같아도 굉장히 무게가 많이 나가기 때문에 경운기에 깔리면서 내장의 파열 등 심각한 문제를 일으킨다.

음식을 불 위에 올려놓고 다른 일을 하다 화재를 일으키기도 한다. 냄비를 태웠다는 환자는 부지기수다. 노인은 후각이 떨어지므로 연기 냄새를 알아채기 힘들다. 치매가 심한 환자와 함께 사는 가족은 가스레인지보다 인덕션을 사용해 요리를 하는 것이 화재 예방에 좋다.

이러한 위험을 다 피했다 해도 낙상의 위험은 항상 도사리고 있다. 나이가 들고 운동량이 적어지면서 다리에 힘이 빠지니 넘어지기 쉽다. 균형감각의 저하는 넘어지려 할 때 중심을 잡고 방어하는 능력을 떨어지게 한다. 폐경 이후의 골다공증은 골절의 가능성을 더욱 높인다. 일단 골절이 발생하면 상당기간 동안 누워서 지내야 하고, 체력의 저하와 욕창의 발생 가능성이 높아진다.

혈관성 치매환자의 경우 뇌경색이 재발하기도 한다. 뇌경색이 크게 발생하는 경우 그 자체로도 생명을 위협하지만, 작은 병변이라 하더라도 편마비가 생기면 와상상태로 진행될 가능성이 높다. 삼킴곤란 때문에 식사 도중 사레가 들리거나 폐로 흡입이 되기도 한다.

내가 경험했던 바로는, 모든 것을 다 버텨냈던 환자들이 결국 세상을 떠나게 되는 마지막 이유는 폐렴과 욕창이었다. 와상상태의 환자인 경우 보통 30분마다 자세를 바꿔주는데, 사실 30분마다 자세를 바꿔주는 것이 쉬운 일은 아니다. 간병인이 환자 한 명만 돌보는 것이 아니기 때문이다. 특히 집에서 환자를 돌보는 경우는 더욱 힘들다. 보호자가 외출을 전혀 할 수 없다는 뜻이다.

낮에는 어찌어찌해서 체위 변경을 잘 해주었다 해도 밤이 문제다. 밤에 30분마다 깨서 자세를 바꿔주는 게 참 어렵다. 한두 번씩 체위 변경이 늦어지게 되고, 결국 압박을 받은 피부는 혈액순환이 되지 않아 괴사에 빠진다. 누워서 지내다보니 신진대사가 원활치 않고 면역력도 떨어져 있어 상처의 치유가 잘 이루어지지 않고, 살은 점점 썩어 들어가 근육을 녹여버리고 신체 내 체액의 균형을 깨뜨리게 된다. 결국 신체 시스템이 망가지거나 패혈증이 생겨 사망하게 된다.

와상 상태의 환자는 오래 앉아있기 어렵기 때문에 누워서 지내는 시간이 많고, 삼킴에 문제가 있어 사레가 들린다. 사레가 들린다는 것은

치매 예방을 위한 두뇌성형

폐로 음식물이 들어갔다는 것인데, 이를 기침으로 뱉어내지 못하면 폐
안에서 염증을 일으킨다. 역시 면역력이 떨어졌기 때문에 폐렴은 잘
낫지 않게 되고, 결국 폐렴 합병증으로 사망하게 된다.

물론 오래오래 잘 지낸 환자도 많다. 10여 년간 입원해있던 분도,
백세를 넘긴 분도 있다. 하지만 나는 15년의 노인병원 근무 기간 동안
정말 많은 사망선언을 했다. 고생 많이 하시다 가신 분도 있고, 어느
날 갑작스럽게 떠난 분도 있다.

언제 어떻게 될지 아무도 모르는 것이 인생이다. 치매가 심해지면
어떻게 되느냐고 묻는 보호자분들이 많은데, 미래가 어떻게 될지는 나
도 모른다. 몇 년 만에 확 나빠져서 돌아가시는 분도 여럿 봤고, 별반
인지가 나빠지지도 않으면서 계속 외래에서 약만 타서 드시는 분도
많았다. 결국 환자를 잘 보살피고 상태변화가 있을 때면 주치의와 상
의하여 문제해결을 하는 것이 최선이 아닐까 싶다.


지금까지 치매를 예방하는 방법과 치매환자를 대하는 법에 대해 이
야기를 해보았다. 어떻게 마무리를 할까 하다가, 치매환자의 일생을
담은 영화 「스틸 앨리스」에 대한 이야기를 하며 끝을 맺어볼까 한다.

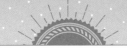

# 스틸 앨리스

(이 글은 영화 내용에 대한 스포일러를 포함하고 있습니다.)

언어학 교수인 앨리스는 점차 기억력이 떨어지는 것을 느끼고, 병원에 찾아간다. 그리고 조기 발병 알츠하이머 치매 진단을 받는다. 세 아이의 엄마이고 유능한 교수인 그녀는 점점 인지가 떨어지게 되고, 길을 잃거나 강의 내용을 잊어버린다. 물었던 것을 또 물어보고, 화장실을 찾지 못해 소변을 실수한다. 스마트폰을 전자레인지에 넣는다거나, 공연을 하는 딸을 알아보지 못하게 된다.

치매에 걸린 사람이 어떻게 변화되어 가는지, 가족 간의 관계는 어떻게 변화되어 가는지에 대해 정말 사실적으로 묘사한 영화다. 내가 이 영화를 맨 마지막에 놓은 이유는, 이 영화에 내가 말하고 싶은 메시지가 아주 명확하게 담겨있기 때문이다. 앨리스가 알츠하이머협회에서 환자 자격으로 발표하게 되는데, 이런 대사가 나온다.

"I'm not suffering, I'm struggling(전 고통스럽지 않습니다, 그저

애쓰고 있을 뿐입니다)."

　매일 잃어가는 법을 배우고 있는 그녀는 그저 애쓰고 있다고 말한다. 이것이 우리가 치매를 대하는, 치매환자가 살아가는 방식이 아닐까 한다. 우리는 애쓰고 싸워야만 한다. 어디론가 사라져가는 기억들을 부여잡기 위해 애쓰는 것이 치매의 예방과 치료다.

　어쩌면 이 책을 읽은 분들 중에는, 뭔가 치매를 예방하는 획기적인 방법이 있지 않을까 하는 기대를 했던 분도 있을지 모른다. 책을 다 읽고나서 "별 내용 없네." 하며 불평을 할지도 모른다. 하지만 이것이 우리가 치매에 대항하는 현실이다. 치매는 탱크와 폭격기로 우리를 공격하는데 우리는 총칼도 아닌 돌멩이로 그들에게 대항해야 하는, 불합리한 상황이 바로 우리가 처한 현실인 것이다. 그렇다면 우리는 어떻게 해야 할까. 그래도 애써 싸워야 한다. 그것만이 우리가 할 수 있는 일이니까.

　영화 마지막에, 딸 리디아가 엄마 앨리스에게 알 수 없는 이야기를 한다. 전혀 이해할 수도 없고 문맥의 앞뒤도 맞지 않는다. 나는 그것이 치매환자가 우리들의 이야기를 듣는 것과 같다고 생각한다. 우리는 당연하게 생각하는 것을 치매환자들은 이해하지 못한다. 다만, 어떤 내용이냐는 리디아의 질문에 앨리스는 사랑이라 대답한다. 치매의 끝에 서면, 언어는 사라지고 감정만이 남는다. 아무리 이해할 수 없는 이야기를 해도 가족의 사랑은 느낄 수 있다. 사랑이라는 감정, 치매환자를 대할 때 끝까지 잃지 말아야 하는 것이 바로 그것이 아닐까. 애쓰고, 사랑하는 것. 그것이 우리가 할 수 있는 최선이라는 말로 이 책을 마무리하고자 한다.

## 치매의 두려움으로 불안한 이들에게 도움이 되기를

노인병원에서 15년간 근무하면서 정말 많은 치매환자들을 만났다. 교과서의 증상들을 그대로 나타내는 환자들도 있었고, 교과서의 활자로는 도저히 표현할 수 없는 환자도 있었다. 그들을 진료하며 조금이라도 도움이 되고자 책을 쓰려 했지만, 마음처럼 쉬운 일은 아니었다.

'감수'로 쓰기는 했지만, 배상우 원장님은 사실 공동저자나 마찬가지다. 치매 책을 써야겠다고 생각하고 고심할 때, 책이 나아갈 방향과 자료를 준비해주셨고 마지막까지 조언을 아끼지 않으셔서 수월하게 책을 완성할 수 있었다. 이 자리를 빌려 감사의 말씀을 드린다.

치매환자의 보호자들은 걱정이 많다. 환자 걱정뿐만 아니라 자신이 치매에 걸리지 않을까 하는 불안감에 시달린다. 이 책이 그런 분들에게 조금이라도 도움이 되었으면 한다. 이 책의 내용은 지금까지 발표된 논문들에서 크게 벗어나지 않는다. 되도록 근거 중심으로 밝혀진 정보만

적으려 노력했고, 일부 개인적인 경험을 덧붙였다.

책을 쓰면서 많은 분들의 도움을 받았다. 홍성 노인전문병원에서 환자의 신경심리검사와 인지프로그램을 도맡았던 이사라 임상심리사 선생님께 감사드린다. 이사라 선생님께서 인지프로그램 관련 자료를 도와주셔서 많은 도움이 되었다.

책의 내용을 살펴주시고 조언을 해주신 두신경과의원 신현길, 양재훈 원장님께 깊은 감사의 말씀을 드린다. 항상 힘이 되어주는 두신경과의원 부장님과 직원들에게도 고마움을 전한다. 책을 예쁘게 만들어주신 도서출판 푸른향기 한효정 대표님, 박화목 팀장님, 스탭분들께 감사드린다.

마지막으로, 항상 내게 힘이 되어주는 아내 나경과 두 딸 보경, 유빈에게 사랑과 감사를 보낸다.

## 치매는 불치병이 아니다

초짜 의사 시절인 1996년, 보령시 공중보건 의사로 재직하며 만났던 할머니를 잊지 못한다. 노망으로 치부되어 제대로 치료를 받지 못했던 분인데, 욕창과 영양실조가 심해 안타까운 상태였다. 당시만 해도 일반인들은 치매를 '노인이면 누구나 걸릴 수 있는 불치병'으로 생각했다. 그때의 경험이 나를 치매 진료로 이끌었는지도 모른다. 24년이 지난 지금, 나는 홍성군 치매안심센터와 관내 노인주간보호센터의 협력의사로 활동하고 있다. 또한 배상우젊은신경과의원의 원장 자격으로 수많은 치매환자와 보호자를 만나왔고, 앞으로도 만날 것이다.

노망으로 여겨지던 과거와 달리 현재는 많은 이들이 치매를 질환으로 인식하고 있다. 조기검진 및 치료, 인지 강화프로그램 교육이 가장 중요하다는 의식이 환자, 가족, 지방자치단체, 정부로 확산되고 있다. 환자에 대한 치료뿐만 아니라 배우자, 보호자, 간병인을 향한 정서적 격려와 지지도 중요하다.

치매에 대한 좋은 지침서를 기획하고 같이 만들어준 친형제 같은 두 신경과의원 권준우 원장님께 무한한 사랑과 감사를 드린다. 이 책이 환자와 보호자에게 조그만 도움이 되었으면 한다.

항상 옆에서 묵묵히 지켜봐 준 아내 영경과 원고 작업 중 날카로운 비판을 해준 두 아들 성용, 준용에게도 고마운 마음을 전한다.

마지막으로 지난 3월 하늘나라로 가신 장모님께도 감사드린다.

memo

memo

memo

memo

치매 예방을 위한

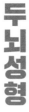

두뇌성형

**초판1쇄** 2020년 11월 30일 **지은이** 권준우 **감수** 배상우 **펴낸이** 한효정 **편집교정** 김정민 **기획** 박자연, 강문희 **디자인** 화목, 구진희 **마케팅** 유인철, 김수하 **펴낸곳** 도서출판 푸른향기 **출판등록** 2004년 9월 16일 제 320-2004-54호 **주소** 서울 영등포구 선유로 43가길 24 104-1002 (07210) **이메일** prunbook@naver.com **전화번호** 02-2671-5663 **팩스** 02-2671-5662 **홈페이지** prunbook.com | facebook.com/prunbook | instagram.com/prunbook

ISBN 978-89-6782-127-2 03510
ⓒ 권준우, 2020, Printed in Korea

**값 16,000원**

이 도서의 국립중앙도서관 출판예정도서목록(CIP)은 서지정보유통지원시스템 홈페이지(http://seoji.nl.go.kr)와 국가자료공동목록시스템(http://www.nl.go.kr/kolisnet)에서 이용하실 수 있습니다. CIP제어번호 : CIP2020046860